AF875464

CORPVS MEDICORVM GRAECORVM SVPPLEMENTVM

EDIDERVNT
ACADEMIAE BEROLINENSIS HAVNIENSIS LIPSIENSIS

V

GALENI

DE INSTRVMENTO ODORATVS

EDIDIT, IN LINGVAM GERMANICAM VERTIT,
COMMENTATA EST

JUTTA KOLLESCH

BEROLINI IN AEDIBVS ACADEMIAE SCIENTIARVM MCMLXIV

GALEN

ÜBER DAS RIECHORGAN

HERAUSGEGEBEN, ÜBERSETZT UND ERLÄUTERT

VON

JUTTA KOLLESCH

AKADEMIE-VERLAG · BERLIN 1964

Erschienen im Akademie-Verlag GmbH, Berlin W 8, Leipziger Straße 3-4
Copyright 1964 by Akademie-Verlag GmbH
Lizenznummer: 202 · 100/88/64
Gesamtherstellung: IV/2/14 · VEB Werkdruck Gräfenhainichen · 2131
Bestellnummer: 2028/10 · ES 7 M · 17 A · Preis: DM 49,–

VORWORT

Die vorliegende Edition ist eine überarbeitete Fassung meiner Dissertation, die im Frühjahrssemester 1961 der Philosophischen Fakultät der Martin-Luther-Universität zu Halle (Saale) vorgelegen hat. Mein besonderer Dank gilt den Betreuern meiner Dissertation, Herrn Prof. W. Peek und Herrn Dr. B. Häsler, die meine Arbeit durch zahlreiche Anregungen und Hinweise gefördert haben. Ebenso möchte ich dem Gutachter des vorliegenden Bandes, Herrn Prof. K. Schubring, der auch das Thema dieser Arbeit gestellt hat, Herrn Strohmaier und Herrn Nickel für wertvolle Hinweise bei der endgültigen Ausarbeitung des Druckmanuskriptes und für ihre Unterstützung beim Lesen der Korrekturen sehr herzlich danken.

Berlin, Februar 1963 J. Kollesch

INHALTSVERZEICHNIS

TEXTQUELLEN

1. Handschriften

Galens Schrift De instrumento odoratus ist in drei griechischen Handschriften überliefert:
Laurentianus 74,3; s. XII/XIII. f. 98^r – 104^r
Marcianus App. cl. V, 4; s. XV. f. 235^r – 238^v
Parisinus gr. 2164; s. XVI. f. 28^r – 35^r.[1]

Wie sich zeigen läßt, bietet allein der Laurentianus eine selbständige Textüberlieferung, so daß sich die Gestaltung des Textes unserer Schrift im wesentlichen auf diesen Codex stützen wird. Da er, die älteste und wichtigste der drei Handschriften, bisher bei der Textkonstituierung unberücksichtigt geblieben ist, kann die neue Edition einige entscheidende Abweichungen gegenüber den bis jetzt vorliegenden Ausgaben aufweisen.

a) Der Laurentianus 74,3 L

Der Laurentianus 74,3[2] ist ein in der mittleren Minuskel geschriebener Pergamentcodex aus dem 12. oder beginnenden 13. Jahrhundert.[3] Er umfaßt 192 Folia und enthält ausschließlich Galenschriften. Die Schrift ist unsorgfältig, außerdem wurden in reicher Fülle Kompendien verwandt, die nicht immer eindeutig sind[4], so daß ihre Auflösung an vielen Stellen einer willkürlichen Entscheidung des Lesers überlassen bleibt.[5] Darüber hinaus findet sich eine Reihe von typischen Schreibfehlern:

[1] Siehe H. Diels, Die Handschriften der antiken Ärzte, Bd. I (Abh. Akad. Berl. 1905), S. 68.
[2] Beschrieben z. B. von J. Marquardt, Galen Scr. min. vol. I, p. XI–XIII; G. Helmreich, De parv. pil. exerc., S. 3; E. Wenkebach, CMG V 10,3 p. IXsq.
[3] Vgl. V. Gardthausen, Griechische Paläographie Bd. 2, 2. Aufl. Leipzig 1913, S. 217–225 u. 331–335.
[4] Vgl. G. Helmreich, Handschriftl. Verbesserungen zu dem Hippokrates-Glossar d. Galen, SB Akad. Berl. phil.-hist. Kl. 1916, S. 197; A. Brinkmann, Galen De optimo docendi genere, Univ. Progr. Bonn 1914, p. IV; H. Diels, Doxogr. Gr., S. 234.
[5] Einige Beispiele s. unten S. 18.

1) Auslassung infolge von Homoioteleuton: 52,2 ὑποϑέσϑαι – 4 προαίρεσιν nach προαίρεσιν; 52,9 ἡ – 10 κίνησις nach κίνησις.[1]

2) Influenzfehler: 42,3: Die Konstruktion ἃ . . . ἔτυχε ist grammatisch falsch, weil das von τυγχάνειν abhängige Objekt im Genetiv stehen muß. Es erhebt sich die Frage, ob der Fehler bei der Form ἃ oder bei ἔτυχε zu suchen ist. Da es sehr unwahrscheinlich ist, daß ein auf τυχών folgendes ὧν in ἃ verschrieben wurde, wird man eher annehmen, daß das Verb, von dem der Akk. ἃ abhängig ist, unter dem Einfluß des voraufgehenden τυχών in ἔτυχε geändert wurde. Vom Sinn her und auch paläographisch liegt es nahe, εἶχε anstelle des verderbten ἔτυχε zu lesen. Auf einer ähnlichen Überlegung scheint auch die bei Kühn abgedruckte lateinische Übersetzung zu beruhen, die hier „habuisset" bietet. 60,11: Die in L überlieferte Form ἐκπνοαῖς ist unter dem Einfluß des folgenden ἐκφυσήσεως geschrieben und muß, wie Kühn richtig erkannt hat, in εἰσπνοαῖς geändert werden.

3) Am häufigsten begegnet der Fehler der Endungsangleichung an ein voraufgehendes oder folgendes Wort[2], z. B. 30,15: Die Formen σπασϑέντος und εἰσπνευσϑέντος sind durch das vorangehende τοῦ entstanden. Die Wörter müssen aber im Akk. stehen, da sie auf τὸν ἀτμόν (32,1) zu beziehen sind. 58,23 f.: τοὺς ὀσφρητικοὺς πόρους, οὓς . . . ἐπιϑέματα γεγονέναι. Es muß mit Cornarius[3] οἷς gelesen werden; der Akk. des Relativpronomens ist in Anpassung an das dreimalige -ους geschrieben.

4) Orthographisches: 32,16: Statt κίνησιν ist der von τὰ . . . μέλλοντα abhängige Inf. Fut. κινήσειν zu lesen. 36,15: ἰϑμοειδῶν falsch für ἠϑμοειδῶν. 38,7: διαπεῖραι τε (oder διασπεῖραι? An Hand des mir vorliegenden Photos ist es mir nicht möglich, eine genaue Entscheidung zu treffen.): Hier liegt eine zweifache Verschreibung vor, αι statt ε und ε statt αι. Die richtige Form muß διασπείρεται[4] lauten.

Einen sicheren Beweis für die Fehlerhaftigkeit des Textes in L liefert das Aristoteles-Zitat S. 48,23–26. Denn bei den Worten μὲν ἀνακαλυφέσιν ἕως περὶ (Z. 24) handelt es sich nicht um eine echte Textvariante, sondern lediglich um Schreibfehler (falsche Worttrennung – ἀνακαλυφές ινε ὥσπερ –, Itazismus – ινε für εἶναι – und Dittographie – μ ὲ ν ἀ ν ακαλυφές). Daher ist die Korrektur nach dem

[1] Vgl. unten S. 11 f.

[2] Vgl. unten S. 85 zu 44,20.

[3] Siehe unten S. 21.

[4] διασπείρεσϑαι (so Kühn) darf mit Recht als das hierhergehörige Verb betrachtet werden, da es heißen muß, daß die Nerven sich in die Schleimhaut hinein „verzweigen". Vgl. z. B. auch Gal. De usu part. IX 16 (II 47,3 Helmr.), wo διασπείρεσϑαι in derselben Bedeutung gebraucht ist: καὶ τοῦτο τὸ νεῦρον . . . εἰς τὸν . . . ὑμένα φαίνεται διασπειρόμενον.

Aristoteles-Text in ἀκαλυφὲς εἶναι ὥσπερ, die bereits in der Aldina erfolgte, in jedem Falle berechtigt und muß im Text beibehalten werden.

Es sei noch erwähnt, daß der Text unserer Schrift in L drei kleinere Lücken aufweist (30,10 – zwei Lücken; 56,1), deren größte etwa vier oder fünf Buchstaben umfaßt. Rasuren, wohl von fremder Hand vorgenommen, finden sich an fünf Stellen (42,18; 50,17.29; 56,23; 60,13). Die Ränder der Handschrift sind stark abgerieben, wovon zum Teil auch die Randnotizen betroffen sind (30,8 u. 58,20).

Auf den Seiten der Handschrift, die den Text von De instrumento odoratus enthalten, stehen im Text und am Rande Eintragungen von einer späteren Hand – im folgenden L^2 genannt –, deren Spuren wir auch in anderen Schriften finden.[1] Diese Korrekturen bestehen im Ausschreiben undeutlich gekürzter Endungen (z. B. 42,22 εἰσὲλ L: εἰσελθὼν L^2; 54,9 καὶ L: καίτοι L^2; 54,21 ἀνέρχεσ L: ἀνέρχεσθαι L^2), im Korrigieren und Ergänzen einzelner Wörter (z. B. 52,24 κακεῖνο L: κατ' ἐκεῖνο L^2; 40,4 οὐ L: οὔθ' οὕτω L^2; 54,16 εἶναι post λεπτοὺς add. L^2; 52,5 διαστέλλειν L: διασταλεῖσιν L^2) sowie im Zufügen größerer Textstücke (z. B. 52,2 ὑποθέσθαι – 4 προαίρεσιν add. L^2 i. mg.; 58,20 App. διὰ — βλέφαρα add. L^2 i. mg.). Bei den genannten Änderungen und Ergänzungen von L^2 müssen wir, wie Helmreich[2] und Wenkebach[3] richtig gesehen haben, zwei Gruppen unterscheiden, von denen die erste auf einer handschriftlichen Vorlage beruht, während die zweite aus konjekturalen Textänderungen besteht. Daß die Handschrift, die L^2 als Korrekturvorlage benutzte, gegenüber L ein Textplus geboten haben muß, geht am eindeutigsten aus den Zufügungen der infolge von Homoioteleuton ausgefallenen Stücke hervor, die für das Textverständnis jeweils unbedingt erforderlich sind[4]:

52,2–4: Erst die Zufügung von L^2 bringt mit den Worten ἢ χωρὶς προαιρέσεως das zweite Glied der Gegenüberstellung, das nach ἤτοι . . . κατὰ τὴν ἡμετέραν προαίρεσιν am Anfang des Satzes not-

[1] Eine Scheidung der verschiedenen Hände und die Charakterisierung ihrer Korrekturen kann nur am Original erfolgen, das mir nicht zugänglich war. Auf Grund der Photos von zwei weiteren Schriften (An animal sit quod est in utero und dem Hippokrates-Glossar) aus dieser Handschrift glaube ich behaupten zu können, daß sich neben unserem Korrektor noch zwei andere Hände nachweisen lassen, die den Text ebenfalls mit Korrekturen sowie mit Interlinear- und Marginalglossen versehen haben.

[2] G. Helmreich, De parv. pil. exerc., S. 3.

[3] E. Wenkebach, Der hippokratische Arzt als das Ideal Galens (Quellen u. Stud. zur Gesch. d. Naturwiss. u. Med. 3, 1933, 168f.); Ders., Ballspiel, S. 257; Ders., CMG V 10,3 p. XVsq. u. XXX.

[4] Denselben Sachverhalt finden wir auch in Galens Schrift Adversus Lycum (CMG V 10,3, z. B. S. 18,19), die ebenfalls von L^2 korrigiert worden ist (vgl. unten S. 14 Anm. 1).

wendig zu erwarten ist (vgl. Z. 8 οὔτε κατὰ προαίρεσιν οὔτε ἄνευ προαιρέσεως).

52,9f.: Auch an dieser Stelle dürften die von L² ergänzten Worte unbedingt notwendig sein, da sonst das Subjekt zu δυνήσεται fehlt. Die Begründung am Anfang des nächsten Satzes (αὐτὸς μὲν γὰρ ὁ θώραξ) legt es außerdem nahe, daß die Atmungsorgane in irgendeiner Form schon erwähnt wurden, wie es in dem zugefügten Satz der Fall ist.

Die Zufügung 58,20 App. läßt keine definitive Entscheidung zu, ob wir sie zu den Korrekturen der ersten oder zweiten Gruppe zu rechnen haben, zumal der Text durch Beschädigung des Randes so lückenhaft ist, daß sein Sinn keineswegs völlig klar wird. Die Tatsache, daß es sich, ebenso wie in den beiden vorher besprochenen Fällen, um einen durch Homoioteleuton verursachten Textausfall handelt, könnte dafür sprechen, daß wir es auch an dieser Stelle mit einem echten Ausfall und somit auch mit einer aus einer handschriftlichen Vorlage stammenden Ergänzung zu tun haben. Die zugefügten Sätze stellen jedoch inhaltlich nur eine Wiederholung des zuvor Ausgeführten dar und fallen außerdem noch durch eine stilistisch ungeschickte Formulierung auf, die den Anschluß an den voraufgehenden Satz nahezu unmöglich macht, während der mit ταυτὶ μὲν οὖν εἰρήσθω μοι beginnende Satz sich sprachlich und sachlich völlig glatt an den mit βλέφαρα aufhörenden anfügt. Daher möchte ich diese Ergänzung als Interpolation betrachten und nicht in den Text aufnehmen.

Die folgenden Beispiele dagegen können wir mit Sicherheit der zweiten Korrekturengruppe zuweisen, denn es handelt sich bei ihnen ganz offensichtlich um eigene Konjekturen eines Korrektors (etwa aus der Zeit der Frührenaissance[1]), die dazu dienen sollten, korrupte Textstellen zu heilen. Die Frage, ob L² selbst der Urheber dieser Konjekturen war oder ob er sie bereits in seiner handschriftlichen Vorlage fand und sie nur übernommen hat, müssen wir offen lassen. Es steht jedoch fest, daß diese Texteingriffe an manchen Stellen durchaus begründet sind, wenn sie m. E. auch nicht immer ganz das Richtige treffen, daß sie aber an anderen Stellen geradezu falsch sind oder doch wenigstens sich als unsinnige Texterweiterungen erkennen lassen.[2]

54,13–16: ὁπότ' οὖν οὐδ' εἰς τοὺς μεγάλους πόρους οὐδὲν ἔξωθεν ἐμπίπτει πνεῦμα χωρὶς τῆς τῶν ὀργάνων διαστολῆς, εἰκὸς δή που μηδ' εἰς τοσοῦτον λεπτοὺς ὥς τισι τῶν ἀμελῶς ἀνατεμνόντων μετεῖναι δοκεῖ liest L. Der Korrektor faßt fälschlich εἰς τοσοῦτον als Adverb zu λεπτούς, wobei er übersehen hat, daß man im zweiten Teil des Satzes zu εἰς . . .

[1] Siehe E. Wenkebach, Ballspiel, S. 257.
[2] Siehe auch unten S. 91 zu 52,16.

λεπτοὺς ebenfalls ἐμπίπτει dem Sinne nach zu ergänzen hat und lediglich τοσοῦτον adverbielle Bestimmung zu λεπτοὺς ist. Auf Grund dieser Verkennung der grammatischen Konstruktion konnte er nun nicht mehr den fehlenden Infinitiv aus dem Temporalsatz übernehmen, sondern sah sich genötigt, ein εἶναι hinter λεπτοὺς zuzufügen, wodurch die Aussage dieses Satzes völlig unsinnig wurde. Denn es geht Galen hier nicht darum zu zeigen, daß die πόροι äußerst fein sind, sondern um die Schlußfolgerung, daß, wenn nicht einmal in die großen πόροι die äußere Luft ohne die Bewegung der Organe hineingelangt, sie schon gar nicht in die sehr viel feineren Gänge Eingang findet. Um auch künftigen Mißverständnissen vorzubeugen, ist es vielleicht angebracht, τοὺς vor τοσοῦτον zu ergänzen, das leicht durch Haplographie vor τοσοῦτον ausgefallen sein könnte. Eine wirkliche Korruptel steckt dagegen in dem ὡς-Satz; sie wurde von L² jedoch nicht erkannt oder zum mindesten nicht geheilt. Es handelt sich dabei um das Wort μετεῖναι, das in keiner Weise dem geforderten Sinn entspricht. Denn es muß heißen: „. . . in die so feinen Gänge, daß sie . . . gar nicht zu existieren scheinen". Die Korrektur der Basil. in μήτ' εἶναι, die paläographisch leicht zu rechtfertigen ist, trifft den Sachverhalt recht gut. Da aber μήτε nur bei Reihungen gebraucht wird, erscheint es zweckmäßig, statt dessen μηδ' εἶναι zu lesen. Die Verschreibung von δοκεῖν zu δοκεῖ beruht auf einem einfachen Schreibfehler.

40,4: ὀὔτ' L: οὔθ' οὔτω L². Die Ergänzung des οὔτω hat L² offenbar in Analogie zu dem vorangehenden οὔθ' οὔτω λεπτομερὲς vorgenommen. Diese Parallelität der Glieder scheint mir jedoch unnötig zu sein – zumal im zweiten Glied auch der Artikel vor ὑγρόν fortgelassen ist, den man nach dem Vorbild von ὁ ἀήρ dann ebenfalls erwarten sollte –, denn die Worte οὔτε παχυμερὲς (sc. ὑπάρχον) ὡς ὑγρόν ergeben durchaus einen befriedigenden Sinn.

30,8: Auch der anstelle der (vielleicht von L²) ausgestrichenen Worte ὄργανον δὲ τῆς ὀσφρήσεως οὗ am Rande notierte Text sowie die Z. 6 u. 7 über der Zeile geschriebenen Wörter οἱ Ἕλληνες, διάγνωσιν und τῶν χυμῶν stammen nicht aus einer fremden Vorlage, sondern sind ohne Zweifel von L² aus einer wenig später folgenden Parallelstelle (34,3ff.) hierher übernommen worden. Offenbar hatte auch er das Empfinden, daß der Text, den L an dieser Stelle bietet, nicht ganz in Ordnung ist. Jedoch ist die Art und Weise, in der unser Korrektor die sprachliche Schwierigkeit zu beseitigen versucht, recht ungeschickt, da sich der von ihm vorgeschlagene Passus weder sprachlich noch sachlich glatt in den Textzusammenhang einfügt. Die Worte ἧς τοῦτο ἔργον ἐστίν haben wohl einen Sinn, wenn – wie S. 34,4 – δύναμις als Beziehungswort voraufgeht, sie lassen sich aber nicht auf διάθεσιν beziehen, wie es hier erforderlich wäre, da eine διάθεσις, ein Zustand, niemals eine Funktion ausüben kann. Hinzu kommt, daß mit den Worten ὑφ' ἧς (sc. δυνάμεως) τὴν τοιαύτην ὑπομένομεν διάθεσιν doch wohl nichts anderes ausgedrückt wird, als die Worte ἧς (sc. δυνάμεως) τοῦτο ἔργον ἐστίν bedeuten, so daß also, wenn wir beide Sätze miteinander verbinden würden, zweimal dasselbe gesagt wäre. Das dürfte wohl auch der Grund dafür sein, daß an unserer Stelle in M (einer von L abhängigen Handschrift, s. unten S. 15–18) die Worte ἧς τοῦτο ἔργον ἐστίν ausgelassen worden sind. Außerdem passen die etwas ausführlicher gehaltenen Randnotizen auch stilistisch nicht zu den knappen Darlegungen des vorliegenden Abschnittes. Dagegen erscheint mir die Fortführung des Satzes ὄσφρησιν μὲν ... (30,6) mit ὄργανον δὲ ..., wie in L überliefert ist, unanstößig. Man braucht dann nur das störende οὗ nach ὀσφρήσεως auszuklammern und erhält, wenn man Z. 10 in der in L bezeichneten Lücke ἡ ῥίς ergänzt, einen glatten und verständlichen Text.[1]

[1] Weitere anschauliche Beispiele einer überflüssigen Texterweiterung durch L^2 finden sich auch in Galens Schriften Adversus Lycum und Adversus Iulianum (CMG V 10,3 ed. Wenkebach), z. B. S. 10,8–10: ἐφύλαξε δ' αὐτοῦ (sc. Πλάτωνος) τὴν γνώμην Ἀριστοτέλης, ⟨καὶ⟩ Θεόφραστος, Χρύσιππος καὶ Μνησίθεος, καὶ οὐδεὶς ὅστις οὐ διῆλθεν (von mir hervorgehoben) ἐν τῷ περὶ τέχνης γράμματι τὸν αὐτὸν λόγον. Dieser Satz enthält mehrere interpretatorische Schwierigkeiten. Einmal stört, wie schon Wenkebach im Apparat zur St. vermerkt hat, der Singular des Prädikats, ἐφύλαξε, wenn vier Namen als Subjekt aufgezählt werden. Dabei ist allerdings zu bemerken, daß die Aneinanderreihung der Namen in den Handschriften in sehr mangelhafter Form geschieht, denn das καὶ zwischen Ἀριστ. und Θεόφρ. ist erst von der Aldina zugefügt worden. Diese Tatsache in Verbindung mit der Verbform ἐφύλαξε dürfte die Annahme rechtfertigen, die Worte Θεόφραστος, Χρύσιππος καὶ Μνησίθεος seien erst auf Grund einer Interpolation in den Text gelangt, zumal diese Namen in den genannten Abhandlungen noch häufiger zitiert werden, so daß wir berechtigt sind, sie aus dem Text auszuklammern. Da auf diese Weise dann nur noch ein Autor genannt ist, können wir die Worte ἐν τῷ περὶ τέχνης γράμματι als Titel einer ganz konkreten Schrift verstehen, nämlich einer aristotelischen Schrift über die τέχνη. Daß neben der Ῥητορικὴ τέχνη unter dem Namen des Aristoteles noch andere Schriften zu diesem Thema bekannt waren, zeigen die aristotelischen Schriftenverzeichnisse bei Diogenes Laertius und Hesych, wo die Titel Τεχνῶν συναγωγὴ ᾱ β̄, Τέχνη ᾱ und Ἄλλη τέχνη ᾱ β̄ aufgeführt sind (s. I. Düring, Aristotle, S. 46 u. 85; vgl. auch P. Moraux, Les listes anciennes des ouvrages d'Aristote, Louvain 1951, S. 96f.). Es ist jedoch ganz unsicher, welche von den genannten Schriften gemeint sein könnte (vgl. Düring, a. a. O., S. 46 App. z. St.). Wenn man jetzt τὸν αὐτὸν λόγον (am Schluß des oben zitierten Satzes) als adverbiellen Ausdruck faßt mit der Bedeutung „in derselben Weise" (so auch Gal., De usu part. V 16 = I 295,23 Helmr.; vgl. Kühner — Gerth, Griech. Gramm. I, S. 311 Anm. 7), zeigt es sich, daß die Zufügung von L^2 καὶ οὐδεὶς ὅστις οὐ διῆλθεν nicht nur überflüssig, sondern geradezu störend ist. Offenbar hat L^2 die Worte ergänzt, weil zu τὸν αὐτὸν λόγον, das er (ebenso wie alle späteren Herausgeber dieser Schrift) als Akkusativobjekt aufgefaßt hat, das Verbum regens fehlte. Außerdem bleibt auch der sachlich enge Zusammenhang, der ohne Zweifel zwischen dem Satz, der unserem

Ohne Belang für die Textgestaltung von De instrumento odoratus sind einige typische Merknotizen, die L², an einer Stelle wohl auch der Schreiber selbst zugefügt haben (46,3; 56,18 u. 22f.; 58,14; 60,10).

Zuletzt sei noch darauf hingewiesen, daß der Schluß unserer Schrift in L (wie auch in den übrigen Handschriften) fehlt[1], was L² mit der Randnotiz λείπει vermerkt. Ebenso ist auch der Anfang der folgenden Schrift Περὶ ἑπταμήνων βρεφῶν verlorengegangen, deren Titel am Rande nachgetragen worden ist. Dieser Textausfall kann zwei Ursachen haben: Entweder sind in einer Vorlage von L Blätter (vielleicht die innere Lage eines Quaternio) ausgefallen bzw. an einer falschen Stelle eingeheftet worden[2], oder ein Abschreiber hat beim Umblättern einige Seiten überschlagen. Es müssen wohl wenigstens vier Folioseiten verlorengegangen sein. Denn der fehlende „Anfang" der Schrift Περὶ ἑπταμήνων βρεφῶν ist ziemlich umfangreich (er beträgt mehr als die Hälfte der gesamten Schrift!), wie ein Vergleich mit der arabischen Übersetzung dieser Schrift[3] zeigt. Da eine solche Vergleichsmöglichkeit für unsere Schrift fehlt, kann über die Länge des ausgefallenen Schlusses von De instrumento odoratus nichts gesagt werden (vgl. unten S. 98–100).

b) Der Marcianus App. cl. V, 4 **M**

Soweit ich es auf Grund der Kollationen zu der vorliegenden Schrift beurteilen kann, spricht nichts dagegen, daß der Marcian. App. cl. V, 4, eine Pergamenthandschrift aus dem 15. Jahrhundert[4],

voraufgeht, und dem, der ihm folgt, besteht, besser gewahrt, wenn der Satz in der so hergestellten kürzeren Form gelesen wird: ἐφύλαξε δ' αὐτοῦ τὴν γνώμην Ἀριστοτέλης ἐν τῷ Περὶ τέχνης γράμματι τὸν αὐτὸν λόγον.

Weniger kompliziert sind die Dinge Adversus Iulianum 3,3 (a. a. O., S. 41,1): Hier liegt es nahezu auf der Hand, daß die von L² zugefügten Worte φιλοσόφοις καὶ περὶ τῆς τῶν ὅλων ὕλης διειλεγμένοις (die überlieferte Form διηλεγμένοις ist durch itazistische Verschreibung entstanden) nichts anderes sind als eine erklärende Randnotiz zu φυσικευομένοις, die in einer Abschrift von L in den Text aufgenommen und in den Editionen durch ein eingeschobenes τοῖς mit φυσικευομένοις verbunden wurden. Sie dürften jedoch als überflüssige Interpolation aus dem Text zu streichen sein.

1 Vgl. unten S. 98.

2 So H. Schöne, Quellen u. Stud. z. Gesch. der Naturwiss. 3, 329f.

3 Galens Schrift „Über die Siebenmonatskinder", hrsg. v. R. Walzer (Rivista degli Studi Orientali 15, 1935, S. 335ff.).

4 Zuletzt beschrieben von J. Westenberger, CMG V 9,1 p. XLI–XLIII und E. Wenkebach, CMG V 10,3 p. X–XIII. XXV–XXXVI.

für die in L und M gemeinsam überlieferten Schriften[1] auf L als Vorlage zurückgeht.[2] Er bietet gegenüber L kein Textplus, weist aber Auslassungen auf: 40,25f. αὐγοειδές – ὄργανον (durch Homoioteleuton verursacht), 32,13f. ἀλλ' – κατεστήσατο (eine Zeile in L übersprungen[3]) und 58,12 ἢ ὕπνον ὑπάρχειν (s. u. S. 94). Das Fehlen des Titels S. 30 wird so zu erklären sein, daß der Schreiber beim Nachtragen der Überschriften den in L kaum markierten zweiten Titel (S. 34) übersehen hat und statt dessen die erste Überschrift vor den längeren Textabschnitt stellte. Die Annahme, L sei Textquelle für M gewesen, wird weiterhin dadurch bestätigt, daß die von zweiter Hand in L zugefügten Randglossen[4] in M gelegentlich an einer falschen Stelle in den Text eingeordnet sind (52,4: ὑποθέσθαι – προαίρεσιν nach ἔνεστι eingeschoben statt davor, wo die Worte ihren richtigen Platz haben) oder daß sie wegen Beschädigung des Randes in L nicht mehr richtig gelesen und deshalb mit Lücken in den Text von M aufgenom-

1 Daneben finden sich in beiden Handschriften Galentexte, die jeweils nur durch einen der beiden Codices vertreten sind. Das bedeutet also, daß der jüngere Codex (M oder seine Vorlage) neben L noch eine weitere Handschrift als Vorlage benutzt haben muß, der er die von dem Schriftenbestand in L abweichenden Schriften entnahm.

2 Da mir von M nur die Mikrofilmaufnahmen von den Seiten mit dem Text von De instr. odor. zur Verfügung standen, kann ich diesen Tatbestand mit Sicherheit freilich nur für die von mir edierte Schrift konstatieren. Wie G. Helmreich (Galen Scr. min. III p. V) und H. Wagner (Εἰ ζῷον τὸ κατὰ γαστρός p. V) gezeigt haben, trifft das gleiche aber auch für Galens Schriften Thrasybulos und An animal sit quod est in utero zu. Dagegen sind J. Westenberger (CMG V 9,1 p. XLI) und E. Wenkebach (CMG V 10,3 p. X u. XXVI; vgl. p. XXXV) auf Grund der Textsituation in den Schriften De diaeta Hippocratis in morbis acutis, Adversus Lycum und Adversus Iulianum zu der Überzeugung gelangt, daß die Codices L und M zwei verschiedene Überlieferungsstränge repräsentieren, obwohl auch sie eine sehr enge Verwandtschaft zwischen beiden Handschriften zugestehen müssen. Ob es wirklich nötig ist, M einer zweiten Handschriftenklasse zuzuweisen, erscheint mir jedoch zumindest für die Schrift De diaet. Hipp. in morb. acut. sehr fraglich. Denn die von Westenberger angeführten Textabweichungen zwischen L und M, die die Annahme einer zweiten Handschriftenfamilie rechtfertigen sollen, sind m. E. so geringfügig, daß man sie als Korrekturen eines Schreibers ansprechen kann (die Zufügung der Worte ἤγουν μηδοῦναι μηδὲν dürfte auf Grund einer Hippokrates-Handschrift erfolgt sein). Auch die Umstellung eines größeren Textabschnittes in M zwingt uns nicht, einen zweiten Überlieferungszweig anzunehmen. Sie kann auf einer Blattversetzung in einer Abschrift von L, die wir ohne Bedenken mit H. Wagner (a. a. O.) zwischen L und M ansetzen können, beruhen.

3 Dasselbe auch in Adversus Lycum (CMG V 10,3 S. 28,2f.), wo die in M ausgefallenen Worte τῶν ἄλλων – εἴποι μή ebenfalls auch genau eine Zeile in L ausmachen.

4 Das λείπει, mit dem L^2 – wie wir oben S. 15 sahen – am Rande das Fehlen des Schlusses in unserer Schrift notiert, scheint in M dadurch angedeutet zu sein, daß der Schreiber vor der Subscriptio, die er unabhängig von seiner Vorlage L zugefügt hat, 8 Zeilen ausgespart hat.

men worden sind, wie es 58,20 App. der Fall ist.[1] Daß die zu 30,8 von L^2 am Rand nachgetragenen Worte in gekürzter Form im Text von M stehen, dürfte einem korrigierenden Eingriff des Schreibers, der L als Vorlage benutzte, zuzuschreiben sein. Denn wie bereits oben S. 13f. gezeigt wurde, stellt dieser von L^2 zugefügte Passus in keiner Weise eine befriedigende Textergänzung dar. Ebenfalls auf Korrektur beruhen folgende von L abweichende Lesungen:

36,21: ἑκατέροις L: ἑκατέρων M. Hier hat der Schreiber ganz richtig erkannt, daß der Dativ ἑκατέροις fälschlich unter dem Einfluß des voraufgehenden πόροις entstanden ist. Jedoch ergibt auch der Genetiv keinen Sinn, wohl aber die Korrektur von Cornarius ἑκατέρως, die ich auch in den Text aufgenommen habe.

50,23: Die Ergänzung von σμικρῷ nach οἴκῳ ist offensichtlich in Analogie zu 42,20 (ἐν οἴκῳ σμικροτάτῳ) ohne zwingenden Grund erfolgt. Deshalb kann sie im Text fortbleiben.

60,20: ἐρεθιζόμεθα L: ἐρεθιζομένων ἡμῶν M. Diese Änderung scheint wegen des folgenden χεομένων vorgenommen zu sein. In der von M benutzten Abschrift von L scheint das von ὑπὸ abhängige αὐτοῦ (Z. 21) durch den folgenden Plural in αὐτῶν verschrieben worden zu sein. Der Schreiber von M dürfte αὐτῶν fälschlicherweise auf τῶν ἀτμοειδῶν πνευμάτων bezogen haben und glaubte, mit der oben angeführten Korrektur das zu dem Partizip χεομένων nunmehr fehlende Subjekt ergänzen zu können, obwohl er dadurch den Sinn des Satzes völlig zerstörte.

Die Lesungen ὀσφραντῶν statt ὀσφρητῶν L (34,18) und οἰκείων statt ἰδίων L (44,23) sind als Synonymenvarianten zu werten, zu denen vielleicht auch das fehlerhafte δι' ἕτερον τρόπον statt καθ' ἕτερον τρ. L (48,20) zu rechnen ist. Andere Abweichungen in M gegenüber L bestehen in Influenzfehlern, Endungsangleichungen und Itazismen. Einige Beispiele mögen dies zeigen:

1. Influenzfehler:

32,4: εἰσπνοὰς M statt ἐκπνοὰς L; entstanden durch das voraufgehende εἰσπνοάς.

46,6: ἀναπνεύσας M statt ἀνανεύσας L, wegen des Z. 7 folgenden εἰσπνέων (Z. 9 εἰσπνεύσας).

[1] Dadurch dürfte ziemlich eindeutig bewiesen sein, daß M die Zufügungen und Korrekturen von L^2 aus dem Codex L übernommen hat, daß also nicht, wie Wenkebach schreibt (CMG V 10,3 p. XVII u. XXVIII), der Text von M und die Korrekturzusätze von L^2 aus der gleichen Quelle geflossen sind.

2. Endungsangleichung:

30,10: ἀνάλογος statt ἀνάλογον L, weil es auf δύναμις bezogen wurde.

36,7: ἱκανὴν statt ἱκανὸν L; an das voraufgehende χρείαν angeglichen.

38,18/19: ἀποκεκριμένον und ἐκτεταμένον fälschlich auf χωρίον bzw. τὸ σῶμα bezogen (in L sind die Endungen nicht ausgeschrieben).

3. Itazismus liegt 54,22 vor: φθάνει statt φθάνῃ L.

Außer diesen Abweichungen, deren Entstehen wir gleichsam verfolgen können, begegnet in M noch eine Reihe von solchen, die sich nur als Flüchtigkeiten des Schreibers erklären lassen. Dahin gehören das Auslassen einzelner Wörter (z. B. 36,12 ἔχει τὴν nach ταύτην; 38,16 αἰσθητῶν vor εἰς; 38,25 δὲ nach ἀερῶδες; 42,27 τῷ χρόνῳ nach μόνῳ), das sinnlose Zufügen eines Wortes (z. B. 34,14 γὰρ vor τῶν; 40,5 τὸ vor τῶν^{II}; 52,10 τοῦ vor διαστεῖλαι), Umstellen des Textes (z. B. 38,13 ὑπάρχειν ἐχρῆν statt ἐχρ. ὑπάρχ. L; 54,19f. ἀποχωρεῖν ἀκολουθοῦν statt ἀκολ. ἀποχ. L) und das Ersetzen eines Wortes durch ein ähnlich klingendes (z. B. 36,13 καὶ πάντη für κατάντη L). Die meisten Endungsfehler in M sind jedoch durch falsches Auflösen von Kompendien in L entstanden (z. B. 34,21 διδαχθεν$^{\tau'}$ L: διδαχθέντες M, es muß aber διδαχθέντας heißen; 38,10 αἰσθητι$^{\xi\wedge}$ γεγενη$^{\mu\nu'}$ L: αἰσθητικοῦ γεγενημένου M, muß aber αἰσθητικῷ γεγενημένῳ gelesen werden; 50,1 ἀνακαλυφθεν$^{\tau'}$ L: ἀνακαλυφθέντα M: richtig ἀνακαλυφθέντων; 58,18 ψευδ$^{s'}$ L: ψευδὸς M: richtig ψευδῆς) oder durch das Verlesen einzelner Buchstaben, besonders ο statt η (z. B. 36,15 ἡθούμενα L: ὀθούμενα M; 48,29 ἀφήρη$^{\tau}$ L: ἀφόρητον M; 58,1 ἥπερ L: ὅπερ M; 52,9 διοίγουσα L: διοίκουσα M; 64,1 καρώδεις L: καρώσεις M).

P c) Der Parisinus gr. 2164

Auch der Parisin. gr. 2164[1] bietet keine selbständige Überlieferung. Ich halte es vielmehr für sehr wahrscheinlich, daß er eine Abschrift des Codex M ist.[2] Die Auslassung (32,8 ὡς – 10 χόνδρος), die er gegenüber M aufweist, läßt sich dann, da sie in M genau eine Zeile ausmacht, gut als Flüchtigkeit des Schreibers erklären. Weitere Flüchtigkeiten dieser Art finden sich 52,3, wo P die Worte γίνεσθαι – προαίρεσιν (Z. 4) im Text ausgelassen und am Rande zugefügt

[1] Beschrieben u. a. von H. Wagner, Εἰ ζῷον τὸ κατὰ γαστρός, p. II–VIII; W. Studemund, Democratis Fragmenta, Progr. Breslau 1889, S. 15; E. Wenkebach, CMG V 10,3 p. X–XIX.

[2] So auch Westenberger, De qualitatibus incorporeis, p. XII.

hat. Es handelt sich hier ebenfalls um eine Textzeile in M. Ähnlich ist es 48,10, wo die Wiederholung der Worte ἐπ' (14) – ὑμενώδη in P auch genau eine Zeile in M umfaßt. Auch die folgenden Abweichungen können als Schreiberversehen gewertet werden: Das 32,15 zugefügte und später getilgte τοιαῦτα vor ποιοῦντα dürfte einfach verlesen sein, und ebenso 32,2 ἀπεχόμενα statt ἀποδεχόμενα. In Fällen wie 34,15 (τοῦδε τοῦ statt τοῦδε τὸ), 40,23 (αὐτοῦ τοῦ χιτῶνος statt αὐτῇ τοῦ χιτῶνος) und 46,15 (ἀτμοειδῶς πως statt ἀτμοειδές πως) handelt es sich um Endungsangleichungen. Haplographie liegt den Abweichungen 36,21 (ἐκφύσει statt ἐκφυσήσει) und 54,10 (ἐγκεφάλου statt ἐξ ἐγκεφ.) zugrunde. Itazismen finden sich 44,13 (κλύσασιν statt κλείσασιν), 54,17 (στεγνώσεις für στεγνώσῃς) und 54,27 (ὠθεῖτο statt ὠθοῖτο). Eine eigene Korrektur scheint nur 56,7 vorzuliegen, wo P das in M falsch überlieferte ὑποτιθέμενα in ὑποτιθέμεθα verbessert hat. Ob auch die richtige Änderung der Form πάσχει in πάσχειν (54,30 πάσχει̃) zugunsten des Schreibers geht oder einer späteren Hand zuzuschreiben ist, kann ich auf dem mir vorliegenden Photo nicht entscheiden[1]; da P jedoch die Druckvorlage der Aldina war (s. unten), ist eine spätere Korrektur wahrscheinlich.

Soweit mir bekannt, spricht lediglich eine Stelle aus Galens Schrift Adversus Lycum, an der P ein Textplus gegenüber M bietet (so Wenkebach, CMG V 10,3 S. 16,26–17,4, dessen Angabe ich leider nicht nachprüfen konnte), gegen die Annahme einer direkten Abhängigkeit der Handschrift P von dem Codex M. Wenn man daraufhin mit Wenkebach[2] eine gemeinsame Vorlage für M und P annehmen wollte, bleiben die Auslassungen in P in unserer Schrift unerklärt, die völlig verständlich erscheinen, wenn M Textvorlage gewesen ist.

2. Ausgaben

Der Parisin. 2164, und nicht M oder dessen Vorlage[3], dürfte wohl für unsere Schrift die Textquelle bei der ersten Drucklegung in der Aldina (im 1. Bd., f. 94r–96r, gedruckt 1525 in Venedig) gewesen sein[4], wie folgende Aufstellung beweist:

34,15 : τοῦ falsch P: om. Ald.: τὸ richtig M
36,21 : ἐκφύσει P Ald.: ἐκφυσήσει M
40,21 : μόνων P Ald.: μόνῳ M

[1] Dasselbe gilt auch für die Form ὑπάρχει̃ – so P – (56,11).
[2] CMG V 10,3 p. XIII.
[3] So H. Wagner für die Schrift Εἰ ζῷον τὸ κατὰ γαστρό p.VI–VIII); J. Westenberger De qualitatibus incorporeis, p. XIII.
[4] Vgl. E. Wenkebach, CMG V 10,3 p. XIV sq.

40,23 : αὐτοῦ P Ald.: αὐτῇ M
42,3 : ἅπαντα P Ald.: ἃ πάντα M
24 : ἔχων P Ald.: ἔσχων M
46,15 : ἀτμοειδῶς P Ald.: ἀτμοειδές M
48,16 : ἐπ' αὐτὸ τεινόντων οὐ μὴν ἀνεῳγμένων γε διὰ παντός, ἀλλ' οἷον ἐπιθήματά τινα ἐχόντων ὑμενώδη iter. P Ald.: om. M
50,13 : ὁ add. P Ald.: om. M
22 : τεχνησώμενον (-όμενον Ald.) P Ald.: τεχνησάμενον M
23 : τρέψοντα P Ald.: τρέψαντα M
54,2 : ταὐτὸν P Ald.: ταὐτὸ M
10 : ἐξ om. P Ald.: habet M
17 : στεγνώσεις P Ald.: στεγνώσης M
27 : ὠθεῖτο P Ald.: ὠθοῖτο M
30 : πάσχει̃ (-σχειν Ald.) P Ald.: πάσχει M
56,7 : ὑποτιθέμεθα P Ald.: ὑποτιθέμενα M
18 : εἰ μέλει P Ald.: ἀμέλει M
58,20 App.: ἐνεγαζόμενον (ην superscr.) (ἐνεργαζομένην Ald.) P Ald.: ἐνεγκαζόμην M

Dagegen geht die Ald. nur an drei Stellen mit M zusammen gegen P, die sich aber leicht als Korrekturen erkennen lassen:

44,13 : κλείσασιν M Ald.: κλύσασιν P (Verbesserung einer itazistischen Verschreibung in P)
46,12 : ἀνηνέχθαι M Ald.: ἀνενέχθαι P (versuchte Berichtigung eines grammatischen Fehlers)
48,24 : ὄμμα M Ald.: ὄνομα P (Ald. hat die Form nach einem Aristoteles-Text korrigiert).

Sonstige Abweichungen der Ald. gegenüber P bestehen in einfachen Druckfehlern (z. B. 36,20 οὔσοις statt οὔσας; 38,3 τὴν om.; 38,11 τούτων statt ἰόντων; 42,9 μὲν statt μὴν; 46,28 γεννῶσαι statt κενῶσαι; 62,8 ἱκανὸς statt ἱκανῶς) oder leichten Korrekturen (beispielsweise 36,3 ὄρθιον aus ὄρθριον; 36,5 ἔχουσαι aus ἔχουσα; 46,24f. τῷ βάρει falsch aus τὰ βάρη; 50,5 πρώτως aus πρώτων; 52,24 ἐξελήλεγκται aus ἐξελήλεκται; 62,13 οὖν aus ἓν – so P, und nicht aus οὐκ ἔν, wie M liest –; 60,3 λέγει add.).

Bemerkenswert dagegen ist die Tatsache, daß die Ald. den Text S. 30,1–32,21 nicht abgedruckt hat, obwohl er in P vorhanden ist. Das dürfte aber wohl darauf zurückzuführen sein, daß in P (entsprechend seiner Vorlage M) Titel und Verfassername zu diesem Textabschnitt fehlen, so daß der Herausgeber der Ald. ihn als einen anonymen Traktat ansehen mußte und ihn aus diesem Grunde nicht in einen Band aufnehmen konnte, der nur Schriften von Galen enthielt. Da nun die folgenden Drucke nur jeweils ein Nachdruck des voraufgegangenen waren, ohne daß weitere Handschriften herangezogen wurden, blieb dieses kleine Textstück bis jetzt unediert.

Einen Teil der Textverderbnisse in der Ald., die entweder beim Druck entstanden sind oder aus der handschriftlichen Vorlage übernommen wurden, hat Janus Cornarius durch eigene Korrekturen und Konjekturen zu heilen versucht. Er hat sie in das jetzt in Jena befindliche Aldina-Exemplar eingetragen; sie liegen aber auch – allerdings nicht ganz vollzählig – gedruckt vor (ges. u. hrsg. von Chr. G. Gruner, Jena 1789, S. 53f.). Der Wert dieser Textänderungen, die im Verbessern von Schreib- und Druckfehlern[1], im Korrigieren und Zufügen bzw. Tilgen einzelner Wörter[2] und im Ergänzen ganzer Sätze[3] bestehen, ist zum Teil recht beachtlich, da Cornarius nicht selten das Verständnis einer korrupten Stelle erschlossen hat und seine Änderungen bisweilen sogar fast wörtlich die ursprüngliche Lesung wiederherstellen, wie L nun zeigt.[4]

Weitere Editionen der vorliegenden Schrift erfolgten ebenfalls im Rahmen von Gesamtausgaben der Werke Galens:

1. Basileensis Bd. I S. 206–210, aus dem Jahre 1538. Obwohl die Bas., wie wir eben sagten, im wesentlichen ein Nachdruck der Ald. ist, ist sie doch insofern von Bedeutung, als sie durch einige Konjekturen der Herausgeber das Verständnis unserer Schrift gefördert hat.[5]

2. Renatus Charterius, Opera Hippocratis et Galeni Bd. V S. 354–363, Paris 1679. Der Text dieser Ausgabe ist für die Textgestaltung der vorliegenden Schrift von geringem Wert, da er ein unveränderter Abdruck der Bas. ist und Chartier nur zu zwei Stellen Änderungsvorschläge macht, die über die handschriftliche Überlieferung hinausführen (48,17 ὡς pro οὕτως; 62,25 συστᾶσα pro συνιστᾶσα).

3. C. G. Kühn, Galeni Opera omnia Bd. II S. 857–886, Leipzig 1821. Kühn bietet einen Nachdruck des Textes von Chartier, hat ihn jedoch durch eigene Korrekturen verbessert[6], deren Anzahl im Vergleich zu

[1] Z. B. 36,16 καταρρεῖν Ald.: καταρρεῖ Corn.; 36,21 ἐκφύσει Ald.: ἐκφυσήσει Corn.; 38,11 τούτων Ald.: ἰόντων Corn.

[2] Z. B. 36,21 ἐκκενούμενον Ald.: ἐκκενοῦμεν Corn.; 40,3 καὶ πυρὸς del. Corn.; 38,9 ἔχει add. Corn.

[3] Siehe unten S. 92 Anm. 3.

[4] Z. B. 36,12 τ(τ)αύ ἔχει τὴν κένωσιν L: ταύτην κένωσιν Ald.: ταύτῃ τὴν κένωσιν ἔχει coni. Corn.

[5] Hierzu einige Beispiele: 34,4 χυμῶν Ald.: ὀσμῶν Bas.; 34,21 διδαχθέντες Ald.: -θέντας Bas.; 38,20 πλῆθος add. Bas.; 40,25f. φωτοειδές· τὸ δὲ τῆς ἀκοῆς ἀερῶδες ὥσπερ τὸ τῆς γεύσεως add. Bas.; 54,16 μετεῖναι Ald.: μήτ' εἶναι Bas.

[6] Beispielsweise 34,13 ἑκάτερος Chart.: ἑκάτερον Kühn; 38,7 διαπειρᾶται Chart.: διασπείρεται Kühn; 40,12 ἐν add. Kühn; 46,6 ἀναπνεύσας Chart.: ἀνανεύσας Kühn.

den wenigen Textänderungen der letzten Bände seiner Galenausgabe überrascht.

Als Ergänzung zu den Ausgaben sei noch die lateinische Übersetzung unserer Schrift von Ludovicus Bellisarius[1] genannt, die an einigen strittigen Punkten für die Textkonstituierung herangezogen wurde. Sie wurde zum ersten Mal in der ersten Juntina (Venedig 1541/42) ediert und liegt jetzt in überarbeiteter Form auch in der Kühnschen Galenausgabe vor[2]. Da die Übersetzung zum Teil sehr frei ist und der Übersetzer den Text an korrupten Stellen ganz offensichtlich nach eigenem Ermessen geglättet hat (z. B. 40,21 f. φαίνεταί γε μὴν οὐδὲ ταῦτα οὐ τὸ πλέον ἔχων Ald.: *at nec ea re praestare cernitur* Bell.; 48,1f. ἔτι τε τρίτον τούτοις ἐγκεκαυμένοις ἢ καὶ ἄλλως ὁπωσοῦν θερμῆς τῆς κεφαλῆς Ald.: *quibus tertium argumentum adiunctum est, quod ii, quibus caput in sole exustum est aut modo quodam alio incalescit*... Bell.; 58,11f. βούλεται γὰρ ἐν τῷδε τὸν ὕπνον ἀλλ' ὅτι μᾶλλον Ald.: *eo enim tempore somnum, rem ab his actionibus diversam, mavult* Bell.), ist es gewagt, über die griechische Textvorlage Endgültiges auszusagen, zumal die Textabweichungen zwischen dem in Frage kommenden Druck (Aldina, gedruckt 1525) und den allein möglichen Handschriften (M oder P)[3], wie wir oben sahen, sehr geringfügig sind. Stellen wie 50,19 εἰ γὰρ οὕτως ἔχει Ald.: *si ita esset* Bell. (οὕτως ἔχει om. codd.) und 64,1 πολλὰ MP: πολλάκις Ald.: *saepius* Bell. machen es jedoch wahrscheinlich, daß Bellisarius den Aldinatext ins Lateinische übertragen hat.

[1] Ein Arzt aus Modena, der in der ersten Hälfte des 16. Jahrhunderts lebte. Außer De instr. odor. übersetzte er noch Galens Schriften De sectis ad eos qui introducuntur und Quomodo optimus medicus sit etiam philosophus (s. Chr. G. Jöcher, Allgemeines Gelehrtenlexikon, Leipzig 1750, s. v. Bellisarius).

[2] Außer in lateinischen Gesamtausgaben der Werke Galens (s. R. J. Durling, A Chronological Census of Renaissance Editions and Translations of Galen, in: Journal of the Warburg and Courtauld Institutes 24, 1961, S. 286 Nr. 58) ist die Übersetzung des Bellisarius in einem Sammelband (Claudii Galeni Pergameni opuscula aliquot) 1546 in Paris erschienen (s. Ph. Renouard, Bibliographie des éditions de Simon de Colines 1520—1546, Paris 1894 [anast. Nachdruck Nieuwkoop 1962], S. 414; Ackermann [Kühn Bd. I p. XCVIII] gibt irrtümlich 1536 als Erscheinungsjahr an). Ich habe die Übersetzung in einer von Gesner besorgten Gesamtausgabe benutzt (Lyon 1550 Bd. I Sp. 331–340). De instr. odor. wurde außerdem von V. Trincavellius (Venedig 1541) und J. B. Rasarius (Venedig 1562/63) übersetzt (s. Durling, a. a. O.).

[3] L scheidet als Vorlage aus, weil die Übersetzung mit den Auslassungen in M und P konform geht (S. 40,25f. u. 58,12), und eben deswegen besteht auch kein Grund, eine für uns verschollene Handschrift als Textquelle des Bellisarius anzunehmen.

3. Nebenüberlieferung

Eine Ergänzung der handschriftlichen Überlieferung – wenigstens für einige kurze Partien unserer Schrift – stellen die Exzerpte dar, die bei Oribasius und Aëtius aus De instrumento odoratus überliefert sind (Oribasius, CMG VI 2,1 S. 16,25–17,7. 17–18,2[1]; Aëtius, CMG VIII 2 S. 244,21–245,21. 248,10–14. 22–29). Der Wert dieser Nebenüberlieferung ist jedoch sehr gering, da die bei beiden Kompilatoren erhaltenen Stücke nur einen verschwindend kleinen Teil der ganzen Schrift ausmachen. Vor allem aber hat die Kollation ergeben, daß die Textabweichungen, soweit sie nicht überhaupt durch die Exzerpierung stilistisch bedingt sind, belanglos und ohne jeden Einfluß auf die Textgestaltung sind.[2] Allgemein kann man daher von dieser Sekundärüberlieferung sagen, daß sie lediglich eine Bestätigung der handschriftlichen Überlieferung bildet.

Die syrische Übersetzung von De instrumento odoratus, die Ḥunain ibn Isḥāq angefertigt hat, und die arabische seines Sohnes Isḥāq ibn Ḥunain[3] sind verlorengegangen. Spuren dieser Tradition

[1] Vgl. unten S. 99 f. Eine freie Wiedergabe dieser Oribasius-Stellen findet sich bei ʿAlī ibn al-ʿAbbās ed. de Koning, Trois traités d'anatomie arabes, Leiden 1903, 309–315.

[2] Z. B. 34,24 ἑκάτερον] ἕκαστον Orib.: ἕτερον Aët. plurimi codd. Hier dürfte das von den Galen-Handschriften gebotene ἑκάτερον die eindeutig richtige Lesung sein, da gesagt werden soll, daß sich in „jedem der beiden Nasenflügel" ein πόρος befindet. 36,1: μερῶν, was Aët. anstelle von μέσων liest, scheint unter dem Einfluß des Z. 2 folgenden μερῶν verschrieben zu sein und ist m. E. nicht als Variante zu werten. Auch die Zufügung des Aët. δεξιόν τε καὶ εὐώνυμον nach ἑκάτερον αὐτῶν (36,1) hat weiter keine Bedeutung, sondern ist lediglich ein erklärender Zusatz, der es auch dem Unverständigsten klarmachen soll, daß beide Gänge, sowohl der rechte als auch der linke, sich spalten. Ebenfalls Interpretament des Aët. ist es, wenn er die Worte Galens ὧν (sc. τῶν ἠθμοειδῶν ὀστῶν) τὴν χρείαν ἱκανὸν ἐνδείξασθαι τοὔνομα (36,7f.) durch folgende Ausführungen ersetzt, δι' ὧν (sc. τῶν ἠθμοειδῶν ὀστῶν) εἰσπνοή τε καὶ ἐκπνοὴ κατὰ τὸν ἐγκέφαλον γίγνεται, ἐκκαθαίρεται δὲ τὰ ἐν αὐτῷ περιττώματα, mit denen er sich ganz eng an Gal. De usu part. VIII 7 (I 474,12–16 Helmr.) anschließt. 36,16: καταρρεῖ Gal. codd.: παραρρεῖ Aët.: παραρρίπτει Orib. Das Verb ῥεῖν ist in diesem Zusammenhang in jedem Falle richtig. Da Aët. und Orib. beide die Präposition παρά verwenden, ist es unter Umständen möglich, daß παραρρεῖ die ursprünglichere Lesung darstellt und καταρρεῖ erst durch Antizipation (καταφερομένων folgt unmittelbar) entstanden ist. Andererseits ist καταρρεῖ sachlich aber durchaus einwandfrei, so daß ich mich nicht gezwungen sehe, παραρρεῖ in den Text aufzunehmen. Unverständlich ist mir dagegen, warum Raeder das unsinnige παραρρίπτει in den Text seiner Oribasiusausgabe (III 16,37) aufgenommen hat (die Exkremente aus dem Gehirn können wohl „herabfließen", aber doch nicht „wegwerfen"!), zumal die Verwechslung von ῥεῖν und ῥίπτειν nahe liegt.

[3] Siehe G. Bergsträßer, Ḥunain ibn Isḥāq, S. 22 Nr. 48.

finden sich jedoch in den im Liber continens des Rhazes erhaltenen Zitaten.[1] Da es sich hierbei aber meistens nicht um wörtliche Zitate, sondern um Paraphrasen des Galentextes handelt, sind sie für die Textkonstituierung nur von geringer Bedeutung.

Ist auch der textkritische Wert der Sekundärüberlieferung, wie wir gesehen haben, verhältnismäßig gering, so spiegelt sie doch ein Stück Überlieferungsgeschichte unserer Schrift wider, das ahnen läßt, daß das Thema „Riechorgan" zu allen Zeiten interessierte, in denen man sich mit den Werken Galens beschäftigte. Für das 4. Jahrhundert – also knapp zweihundert Jahre nach Abfassung der Schrift – bezeugen es die Exzerpte des Oribasius und wiederum für zweihundert Jahre später die des Aëtius. Daß Galens Abhandlung De instrumento odoratus auch im 9. und zu Beginn des 10. Jahrhunderts im syrisch-arabischen Kulturkreis noch nicht vergessen war, beweisen die Übersetzungen des Ḥunain und des Isḥāq ibn Ḥunain sowie die Zitate bei Rhazes. Im Abendland findet um 1500 im Zusammenhang mit dem erwachenden Interesse für Galens Schriften überhaupt auch unsere Schrift wieder stärkere Beachtung, wie die lateinische Übersetzung des Bellisarius zeigt. Eine Einzelausgabe von De instrumento odoratus wurde allerdings weder damals noch später veranstaltet.

[1] Lib. III cap. De accidentibus aegritudinis narium (Paris. lat. 6912^{a} f. 99^{v} l. Sp. u. 102^{r} r. Sp. = S. 46,1–12); Lib. XXV cap. De sternutatione (Paris. lat. 6912^{e} f. 146^{v} r. Sp. = S. 60,10–23; f. 149^{v} r. Sp. = S. 56,23–28; f. 150^{v} l. Sp. = S. 62,23–25).

VERZEICHNIS DER BENUTZTEN AUSGABEN UND LITERATUR[1]

Galen, Opera omnia, ed. C. G. Kühn, voll. I–XX, Leipzig 1821–1833 (K.)
–, Corpus Medicorum Graecorum (CMG):
V 4,2 Leipzig 1923 (De sanitate tuenda, ed. K. Koch)
V 9,1 Leipzig 1914 (In Hippocratis De natura hominis, ed. J. Mewaldt; De diaeta Hippocratis in morbis acutis, ed. J. Westenberger)
V 9,2 Leipzig 1915 (In Hippocratis Prorrheticum I, ed. H. Diels; In Hippocratis Prognosticum, ed. J. Heeg)
V 10,2,2 Leipzig 1940 (In Hippocratis Epidemiarum lib.VI comm. I–VI et comm. VI–VIII, edd. E. Wenkebach et F. Pfaff)
V 10,3 Berlin 1951 (Adversus Lycum et adversus Iulianum libelli, ed. E. Wenkebach)
–, Scripta minora, edd. J. Marquardt, J. Müller, G. Helmreich voll. I–III, Leipzig 1884–1893 (Scr. min.)
–, De placitis Hippocratis et Platonis, ed. I. Müller, vol. I, Leipzig 1874 (Müller)
–, De temperamentis, ed. G. Helmreich, Leipzig 1904 (Helmr., De temperam.)
–, De usu partium, ed. G. Helmreich, voll. II, Leipzig 1907–1909 (Helmr.)
–, Sieben Bücher Anatomie des Galen, nach den Hss. einer arab. Übers. d. 9. Jhdts. veröff., ins Deutsche übertr. u. komm. von M. Simon, Bd. II, Leipzig 1906 (Simon, Gal. Anat. II)
–, The Organ of Smell (transl. from Kühn's Greek and Latin Texts by J. Wright, in: The Laryngoskope 34, 1924, 1–11)
–, Werke des Galenos, übers. u. erl. von E. Beintker u. W. Kahlenberg, Bd. V: Die Kräfte der Physis, Stuttgart 1954
Anonymi Londinensis ex Aristotelis iatricis Menoniis eclogae, ed. H. Diels, Berlin 1898 (Supplementum Aristotelicum III 1)
Aretaeus, ed. C. Hude (Corpus Medicorum Graecorum II, 2. Aufl. Berlin 1958)
Aëtius Amidenus, Libri medicinales V–VIII, ed. A. Olivieri (Corpus Medicorum Graecorum VIII 2, Berlin 1950)
Aristoteles, Opera ed. I. Bekker, voll. I/II, Berlin 1831
A. C. Celsus, Quae supersunt, ed. F. Marx (Corpus Medicorum Latinorum I, Leipzig 1915)
Dioscurides, De materia medica, ed. M. Wellmann, voll. I–III, 2. Aufl. Berlin 1958
Hippocrates, Œuvres complètes d' Hippocrate (Texte et Traduction) par E. Littré, T. I–X, Paris 1839–1861 (L.)
Nemesius Emesenus, De natura hominis, ed. Chr. F. Matthaei, Halle 1802
Oribasius, Collectionum medicarum reliquiae, ed. J. Raeder, voll. III/IV (Corpus Medicorum Graecorum VI 2, 1, Leipzig 1931; VI 2, 2, Leipzig 1933)

[1] Für häufig zitierte Werke möchte ich auf die in Klammern zugefügten Abkürzungen verweisen. Die nur einmal angeführten Abhandlungen sind mit vollem Titel an der jeweiligen Stelle im Text genannt.

Paulus Aegineta, ed. J. L. Heiberg (Corpus Medicorum Graecorum IX 1, Leipzig 1921)
Physici et medici Graeci minores, ed. J. L. Ideler, vol. II, Berlin 1842
Plato, Opera ed. J. Burnet, voll. I/IV, Oxford
Pollux, Onomasticon, ed. E. Bethe, vol. I, Leipzig 1900
Rufus Ephesius, De corporis humani appellationibus, ed. Daremberg – Ruelle, Paris 1879
Stoicorum veterum fragmenta, coll. J. v. Arnim, vol. II, Leipzig 1903 (STVF)
Theophilus Protospatharius, De corporis humani fabrica, ed. W. A. Greenhill, Oxford 1842

Bergsträßer, G.: Ḥunain ibn Isḥāq Über die syrischen und arabischen Galenübersetzungen, hrsg. u. übers. (Abhandl. f. d. Kunde d. Morgenlandes 17, 2 Leipzig 1925)
–, Neue Materialien zu Ḥunain ibn Isḥāqs Galenbibliographie (Abhandl. f. d. Kunde d. Morgenlandes 19,2 Leipzig 1932)
Bloch, I.: Byzantinische Medizin (Handbuch der Geschichte der Medizin, hrsg. von Neuburger – Pagel, Bd. I, Jena 1902, 492–568)
Deichgräber, K.: Hippokrates Über Entstehung und Aufbau des menschlichen Körpers (Περὶ σαρκῶν), Text, Übers. u. Komm., Leipzig 1935 (Περὶ σαρκῶν)
–, Art. „Theophilos" (Nr. 16) in: Real-Encyclopädie d. class. Altertumswissenschaft, hrsg. von Pauly–Wissowa–Kroll–Mittelhaus, Bd. V A (1934), Sp. 2148 (RE)
Diels, H.: Doxographi Graeci, 2. Aufl. Berlin 1929
Diels–Kranz: Die Fragmente der Vorsokratiker, Griechisch und Deutsch. Bd. I –III, 9. Aufl. Berlin 1959/1960 (DK)
Düring, I.: Aristotle in the Ancient Biographical Tradition, Göteborg 1957
Gruner, Ch. G.: Iani Cornarii coniecturae et emendationes Galenicae, Jena 1789
Helmreich, G.: Galeni lib. qui est de parvae pilae exercitio, Programm Augsburg 1878
Ilberg, J.: Über die Schriftstellerei des Klaudios Galenos, Rheinisches Museum 47 (1892), 489–514
Kühner–Gerth: Ausführliche Grammatik der griech. Sprache (Satzlehre Teil I u. II), 4. Aufl. Hannover 1955
Landois–Rosemann: Physiologie des Menschen, 26. Aufl. München – Berlin 1950
Liddell–Scott: A Greek – English Lexicon, 9. Aufl. Oxford 1953
Meyer-Steineg, Th.: Studien zur Physiologie des Galenos (Archiv für Geschichte der Medizin 5, 1912, 172–224)
Schöne, H.: Galenos' Schrift über die Siebenmonatskinder (Quellen und Studien zur Geschichte der Naturwissenschaften und der Medizin 3, 1933, 328–346)
Wagner, H.: Galeni qui fertur libellus Εἰ ζῷον τὸ κατὰ γαστρός, Diss. Marburg 1912
Wenkebach, E.: Galenos von Pergamon: Allgemeine Ertüchtigung durch Ballspiel (Archiv für Geschichte der Medizin 31, 1938, 254–297)
Westenberger, J.: Galeni qui fertur de qualitatibus incorporeis libellus, Diss. Marburg 1906
Zeller, E.: Philosophie der Griechen II 2. 4. Aufl. Leipzig 1921; III 1. 5. Aufl. Leipzig 1923

CONSPECTUS CODICUM ET EDITIONUM

L	=	Laurentianus 74,3
L^2	=	eiusdem corrector
M	=	Marcianus App. cl. V, 4
P	=	Parisinus gr. 2164
Ald.	=	editio Aldina 1525
Bas.	=	editio Basileensis 1538
Chart.	=	editio Charterii 1679
Kühn	=	editio Kühnii 1821
Corn.	=	Jani Cornarii adnotationes ad Aldinae exemplar in bibliotheca universitatis Jenensis adversatum
Bellis.	=	versio Latina Ludovici Bellisarii, Lugduni 1550

ΓΑΛΗΝΟΥ

ΠΕΡΙ ΟΣΦΡΗΣΕΩΣ ΟΡΓΑΝΟΥ

GALEN

ÜBER DAS RIECHORGAN

ΓΑΛΗΝΟΥ

ΠΕΡΙ ΟΣΦΡΗΣΕΩΣ ΟΡΓΑΝΟΥ

Ὅ τι μέν ἐστι τὸ τῆς ὀσφρήσεως ὄργανον τῆς ἀνατομικῆς θεωρίας ἔργον ἐπισκέπτεσθαι· ὁ δὲ προκείμενος λόγος ἥκει διδάξων τίς μὲν ὁ τρόπος ἐστὶ τῆς ἀντιλήψεως τῶν ὀσφραντῶν, τί δὲ τὸ πρῶτον μόριον,
2 ⟨ἐν ᾧ⟩ τῆς ὀσφρήσεως ἀντίληψις γίγνεται. ὄσφρησιν μὲν ὀνομάζουσιν οὐ μόνον τὴν ἀντίληψιν τῶν ὀσφραντῶν, ἀλλὰ καὶ τὴν δύναμιν, ὑφ' ἧς τὴν τοιαύτην ὑπομένομεν διάθεσιν. ὄργανον δὲ τῆς ὀσφρήσεως [οὗ], δι' οὗ ποιεῖται τὴν τῶν ἰδίων αἰσθητῶν διάγνωσιν ἡ προκειμένη δύναμις,
3 ⟨ἡ ῥίς⟩, ἀνάλογον ὀφθαλμῷ τε καὶ γλώττῃ. ὅτι μὲν ἡ ἀντίληψις τῶν ὀσφραντῶν διὰ τῆς ῥινὸς καθ' ἕνα χρόνον συμβαίνει τὸν τῆς εἰσπνοῆς, δῆλον ἐκ τοῦ μὴ κατὰ τὰς ἐκπνοὰς τὴν αἴσθησιν ἡμῖν πορίζεσθαι τῶν ὀσμῶν. ὅτι δὲ μὴ ἐν τοῖς κάτω τῆς ῥινὸς μορίοις, ἐν δὲ ταῖς ἀποφύσεσι τῶν προσθίων ἐγκεφάλου κοιλιῶν τὰ τῆς ὀσφρήσεως πάθη συνίστανται, ἐμφανὲς ἐκ τοῦ μὴ σπασθέντα τῇ ῥινὶ ἀλλὰ συντονώτερον εἰσπνευσθέντα

5 τὸ πρῶτον μόριον] *cf. infra p.* 50,5; Gal. VII 104, 6 K. 6 ἐν ᾧ — γίγνεται] *cf.* [Gal.] XIX 380,2 K. ὄσφρησιν — 7 δύναμιν] *cf. infra p.* 34,3sq. 8 δι' — 10 γλώττῃ] *cf. infra p.* 34,7sq. 10 ὅτι — 13 ὀσμῶν] *cf. infra p.* 42,23–27 13sq. ἐν δὲ — συνίστανται] *cf. infra p.* 46,22sq.

1 sq. *om.* MP 1–32,21 *om. edd.* 3 ὅ τι] τί MP 5 ἀναλήψεως *codd.*: *correxi* 6 ἐν ᾧ *addidi*: δι' οὗ *mavult* Peek *post* ὀνομάζουσιν *sscr.* οἱ ἕλληνες L², *in textu add.* MP 7 ἀνάληψιν L: διάγνωσιν *sscr.* L², *in textu* MP: *correxi* τῶν ὀσφραντῶν] τῶν χυμῶν *sscr.* L²: γρ. τῶν χυμῶν *in mg.* MP 8 ὄργανον δὲ τῆς ὀσφρήσεως οὗ, *ut videtur,* L *in litura*: ... οὗτο ἔργον ἐστίν· | ... περ γε καὶ τὴν γεῦσιν | ... ὑ διάγνωσιν μόνην τῶν | ... ἀλλὰ καὶ τὴν δύναμιν | ... καὶ κατ' ἄμφω τὰ ση | ... μενα τὸ τῆς ὀσφρή | ... ἓν ἂν εἶναι λέγοιτο L² *in mg.*: ὥσπερ γε καὶ τὴν γεῦσιν καὶ τὴν διάγνωσιν μόνην τῶν ὀσφραντῶν ἀλλὰ καὶ τὴν δύναμιν MP (*v. supra p. 13sq.*) οὗ *seclusi* 9 οὗ] ἧς διαθέσεως MP 10 ἡ ῥίς *addidi*: *lac. ca. 5 litt.* L ἀνάλογος MP ὀφθαλμοῦ MP γλώττης MP *post* γλώττῃ *lac. 2 litt.* L 13 ὅτι] εἰ *codd.*: *correxi* 15 ἐμφανὲς *sscr.* L σπασθέντος *codd.*: *correxi* εἰσπνευσθέντος *codd.*: *correxi*

GALEN

ÜBER DAS RIECHORGAN

Es ist Aufgabe der Anatomie zu untersuchen, wie das Riechorgan beschaffen ist. Der vorliegende Text dagegen will zeigen, welches die Art und Weise der Geruchswahrnehmung ist und welches der wichtigste Teil ist, in dem sie stattfindet. Als Geruch bezeichnet man nicht nur 2
die Wahrnehmung der Geruchsstoffe, sondern auch die Fähigkeit, durch die wir einen solchen Zustand erfahren. Der Körperteil, mit dessen Hilfe die Fähigkeit, um die es hier geht, die ihr entsprechenden Wahrnehmungsgegenstände erkennt, ist die Nase, analog dem Auge und der Zunge. Daß die Geruchswahrnehmung durch die Nase zu 3
einer einzigen Zeit erfolgt, nämlich der des Einatmens, geht daraus hervor, daß wir beim Ausatmen keine Geruchswahrnehmung haben. Daß aber die Empfänglichkeit für den Geruch nicht in den unteren Teilen der Nase, sondern in den Ausbuchtungen der vorderen Gehirnventrikel ihren Sitz hat, wird daraus klar, daß wir den Dampf nicht wahrnehmen, wenn er nur mit der Nase eingesogen wird, sondern

4 εἰς τὴν αἴσθησιν ἡμῖν ἀφικνεῖσθαι τὸν ἀτμόν. ταῦτά τοι καὶ κατὰ τὸ
ἀναπνεῖν ἡμᾶς εἰς ἐγκέφαλον †φαμὲν ὅσους ἀποδεχόμενα διά τινων† σαφῶς.
ἐπὶ δὲ τῶν νηπίων κἀν ταῖς ἀνατρήσεσι τοῦ κρανίου φαίνεται κατὰ μὲν
τὰς εἰσπνοὰς ὑψούμενός τε καὶ διαστελλόμενος, κατὰ δὲ τὰς ἐκπνοὰς
συναγόμενός τε καὶ συστελλόμενος ὁ ἐγκέφαλος.
5 Ταῦτα μὲν οὖν ἡμῖν κατὰ τὴν τῶν φαινομένων ἀκολουθίαν λέλεκται.
φησὶ δ' ὁ λόγος, ὡς ἀδύνατον τῷ δρῶντι πάθος ἀπεργάσασθαι τοῦ
6 διατιθεμένου μὴ πεφυκότος πάσχειν. τὰ μὲν οὖν ἐγκεφάλῳ συνεχῆ ὡς ἂν
εὐαλλοίωτα ⟨ὄντα⟩ διὰ μαλακότητα ἑτοίμως πάσχει[ν] πρὸς τῶν ἀτμῶν.
ὅσα δὲ τῆς ῥινὸς ἤτοι χόνδρος ἢ ὀστώδη τὴν οὐσίαν εἰσί, τὸ μὲν θλᾶται
καὶ διαιρεῖται, τὸ δὲ εὐπετὲς ἀλλοιοῦσθαι οὐκ ἂν εἴη· ⟨τοῦ⟩το γὰρ ἴδιον
7 τῶν εὐπαθῶν. ταῦτ' ἄρα καὶ ὅπου τὴν τῶν νεύρων ἰδέαν ἡ φύσις ἀπερ-
γάζοιτο, οὐχ ὁμότιμα ἅπαντα τὴν διάπλασιν ἐτεχνήσατο, ἀλλ' ὅσα
μὲν αὐτῶν κινήσειν ἔμελλε μόρια, ταῦτα σκληρότερα κατεστήσατο, τὰ
δὲ τὴν αἴσθησιν ποιοῦντα μαλακώτερα. τοῖς μὲν γὰρ αἰσθησομένοις διὰ
τοῦ παθεῖν ἡ ἀντίληψις, τὰ δὲ κινήσειν μέλλοντα οὐκ ἐν τῷ πάσχειν, ἐν
8 δὲ τῷ ⟨...⟩ τὴν ὕπαρξιν. τῶν γοῦν εἰς τὸν ὀφθαλμὸν καθηκόντων
νεύρων καὶ τῶν εἰς τὴν γλῶτταν περαιουμένων διττῶν κατὰ γένος
ὑπαρχόντων τὰ μὲν εἰς ἀντίληψιν τῶν αἰσθητῶν [καὶ χαλαρὰ ὄντα]
μαλακά ἐστι, τὰ δὲ τὴν κίνησιν αὐτοῖς τὴν καθ' ὁρμὴν ἐκποριζόμενα
σκληρά.

3 ἐπὶ δὲ — 5] *cf.* Gal. IV 673,5sq. K.; Orib. XXIV 6 (CMG VI 2,1 *p.* 18,3); Simon, Gal. Anat. II,14 7 φησὶ δ' ὁ λόγος] *cf.* Plato Soph. 238b ὡς ἀδύνατον — 21] *cf.* Gal. III 633,8–634,1 K. = I 458,25–459,9 Helmr. 10 χόνδρος ἢ ὀστώδη] *cf.* Celsus VIII 5,1 (CML I 382,17) 15 τοῖς μὲν — 17 ὕπαρξιν] *cf.* Gal. IV 274,8–10 K. = II 383,18–20 Helmr. 17 τῶν — 19 ὑπαρχ.] *cf.* Gal. VII 113,15sq. K. 20 τὴν κίνησιν ... τὴν καθ' ὁρμὴν] *cf.* Gal. VII 113,8sq. K.

1 ταῦ' (T supra) L: ταύτῃ MP 2 ἀπεχόμενα P: ἀποδεχόμεθα *fort. scribendum est* 3 ἐπὶ] ἀπὸ *codd.*: *correxi* νηπείων *ex* ἱτοπίων *corr.* L 4 ἐκπνοὰς] εἰσπνοὰς MP 7 ἀδύναντο M 8 ὡς — 10 χόνδρος *om.* P 9 ὄντα *addidi* πάσχειν LM: *correxi* 10 θλᾶσθαι *codd.*: *correxi* 11 διαιρεῖσθαι *codd.*: *correxi* τοῦτο] τὸ *codd.*: *supplevi* 12 εὖ παθῶν *codd.* ἀπεργάζε (T supra) L: ἀπεργάζεται MP: *correxi* 13 ἁπάν (T supra) L: ἁπάντων MP: *correxi* 13sq. ἀλλ' — κατεστήσατο *om.* MP 16 τὴν ἀντίληψιν *codd.*: *correxi* κίνησιν *codd.*: *correxi* οὐκ ἐν (T supra) L: οὐκέτ' ἐν MP: οὐκ ἐν *scripsi* 17 *lacunam statui, qua* δρᾶν ἔχει *vel similia excidisse suspicor* (*v. infra p.* 74*sq.*) 19 *ante* ἀντίληψιν *add.* τὴν MP καὶ χαλαρὰ ὄντα *seclusi*

erst dann, wenn er stärker eingeatmet wird. Deshalb (muß) also, 4
wenn wir einatmen, (ein Teil der Luft) in das Gehirn (gelangen, was
wir . . .) deutlich erkennen können. Tatsächlich zeigt es sich bei den
Säuglingen, oder wenn ein Schädel aufgebohrt ist, daß sich das
Gehirn beim Einatmen hebt und ausdehnt, daß es aber beim Aus-
atmen zusammenschrumpft und sich kontrahiert.

Diese unsere Behauptungen beruhen auf sichtbaren Tatsachen. 5
Die vernünftige Überlegung aber sagt uns, daß es für das Aktive
unmöglich ist, eine Einwirkung zu erreichen, wenn sein Objekt nicht
von Natur aus in der Lage ist, Einwirkung zu erfahren. Alles, was 6
mit der Gehirnmasse zusammenhängt, reagiert bereitwillig auf die
Dämpfe, weil es infolge seiner weichen Substanz leicht zu verändern
ist. Alle Teile der Nase aber, die ihrem Wesen nach aus Knorpel
bestehen oder knochig sind, lassen sich einerseits zwar quetschen und
zerbrechen, andererseits dürfte es aber nicht leicht sein, sie zu ver-
ändern. Denn dies ist nur den leicht reizbaren Stoffen eigen. Des- 7
wegen hat auch die Natur, wo sie die Struktur der Nerven gestaltete,
nicht alle in ihrer Gestalt gleichwertig geschaffen, sondern diejenigen
von ihnen, die Gliedmaßen bewegen sollen, hat sie härter gemacht,
die aber Wahrnehmung bewirken, weicher. Denn die Nerven, die
wahrnehmen sollen, reagieren, indem sie etwas erleiden, aber das
Wesen derer, die bewegen sollen, besteht nicht im Erleiden, sondern
darin, daß sie tätig sind. Die Nerven nun, die zum Auge und zur 8
Zunge führen, gehören zwei verschiedenen Arten an: Die einen, die
zur Wahrnehmung dienen, sind weich, und die anderen, die den
beiden Sinnesorganen ihre willkürliche Bewegung verschaffen, sind
hart.

ΓΑΛΗΝΟΥ

ΠΕΡΙ ΤΟΥ ΤΗΣ ΟΣΦΡΗΣΕΩΣ ΟΡΓΑΝΟΥ

II 857 K. 1. Ὄσφρησιν ὀνομάζουσιν οἱ Ἕλληνες οὐ μόνον τὴν διάγνωσιν
τῶν †χυμῶν†, ἀλλὰ καὶ τὴν δύναμιν, ἧς τοῦτο ἔργον ἐστίν, ὥσπερ γε
καὶ τὴν γεῦσιν οὐ τὴν διάγνωσιν μόνην τῶν γευστῶν, ἀλλὰ καὶ τὴν
δύναμιν αὐτήν. καὶ κατ' ἄμφω δὲ τὰ σημαινόμενα τὸ τῆς ὀσφρήσεως
ὄργανον ἓν ἂν εἶναι λέγοιτο, δι' οὗ ποιεῖται τῶν ἰδίων αἰσθητῶν τὴν
2 διάγνωσιν ἡ δύναμις, ἀνάλογον ὀφθαλμῷ καὶ γλώττῃ. δοκεῖ δὲ εἶναι
τοῦτο κατὰ τὴν πρώτην ἐπιβολὴν τῆς διανοίας ἡ ῥίς. ἐν γοῦν τῷ διὰ τοῦ
858 στόματος | εἰσπνεῖν στεγνώσαντες αὐτὴν ὁπωσοῦν οὐδενὸς τῶν ὀσφρη-
τῶν ἀντιλαμβανόμεθα, καθάπερ γε κἀπειδὰν ἀνοίξαντες τοὺς μυκτῆρας
3 εἰσπνέωμεν, εὐθέως αἰσθανόμεθα. πότερον οὖν ὁ ὑπαλείφων ἔνδοθεν
ἑκάτερον τῶν κατὰ τὴν ῥῖνα πόρων ὑμὴν ἢ χιτὼν (ἀμφοτέρως γὰρ
ὀνομάζουσιν αὐτόν) αἰσθάνεται τῶν ὀσφρητῶν — οὐ γὰρ δὴ τό γε
ὀστοῦν αὐτὸ τῆς ῥινός — ἤ τι τῶν ἔνδον τοῦδε τὸ τῶν ὀσμῶν ἐστιν
4 ὄργανον ἄξιον ἐπισκέψεως. ἐὰν γοῦν πληρώσῃς τοὺς πόρους εἴτ' οὖν
μύρων τῶν εὐωδῶν ἤ τινος ἄλλου σφοδρὰν ὀσμὴν ἔχοντος, οὐκ αἰσθήσῃ
πρὶν εἰσπνεῦσαι. διὸ καὶ δοκεῖ τισιν ἡ μὲν ῥὶς πόρος εἶναι τῶν ὀσφρητῶν,
αὐτὸ δὲ τὸ τῶν ὀσμῶν αἰσθανόμενον σῶμα προσωτέρω που τετάχθαι.
5 καὶ διὰ τοῦτο ἀναγκαῖόν ἐστι τὰ συνεχῆ τοῖς πόροις τῆς ῥινὸς ἐπίστασθαι
σώματα πρὸς τῆς ἀνατομῆς διδαχθέντας. γιγνωσκόντων δ' οὐ πάντων
αὐτὰ διηγήσασθαι βέλτιον, ὅπως κατεσκεύασται.

2. Τῆς τοίνυν ῥινὸς ἐχούσης μέσον διάφραγμα καὶ πόρους ἀξιολόγους
859 δύο, τούτους δὴ τοὺς φαινομέ|νους ἕνα καθ' ἑκάτερον μυκτῆρα χρὴ

8 δοκεῖ — 12 αἰσθανόμεθα] Orib. XXIV 6 (CMG VI 2,1 *p.* 17,17–21) 13sq. ὑμὴν — αὐτόν] *cf.* Gal. III 290,17sq. K. = I 213,10sq. Helmr. 20–36,22] Aët. VI 96 (CMG VIII 2, 244, 21–245, 21) 23–36,3 ἐγκέφαλον] *cf.* Celsus VIII 1,5sq. (CML I 364, 9–16) 23–36,18 συντρήσεων] Orib. XXIV 5 (CMG VI 2,1 *p.* 16,25–17,1)

1 Γαληνοῦ *om.* M 2 τοῦ τῆς *om.* M ὀργάνων M . . . σφρή l . . . ὀργάνων *in mg.* P 4 χυμῶν] ὀσμῶν Bas. Chart. Kühn: *fort.* ὀσφραντῶν *scribendum est*: ἀτμῶν *mavult* Peek 5 μόνον MP *edd.* 6 αὐτὴν *scripsi*: αὐτ- L: αὐτῶν MP *edd.* 12 εἰσπνέομεν *codd.* Ald.: *corr.* Bas. 13 ἑκάτερος MP Ald. Bas. Chart. 14 *ante* τῶν *add.* γὰρ MP 15 τὸ] τοῦ P: *om. edd.* 16 ἂν Bas. Chart. Kühn 17 αἰσθήσει M 18 ὀσφραντῶν MP *edd.* 21 διδαχθέν L: διδαχθέντες MP Ald.: *corr.* Bas. πάν L: πάντα MP: *corr.* Ald. 23 *ante* τῆς *add.* καὶ Bas. Chart. Kühn τῆς *om.* Bas. Chart.: τοίνυν τῆς *trsp.* Kühn 24 ἕκαστον Orib.: ἕτερον Aët. *plurimi codd.* (ἑκάτερον *codd.* P[x] ψ A[t])

GALEN

ÜBER DAS RIECHORGAN

1. Geruch nennen die Griechen nicht nur das Erkennen der
Geruchsstoffe, sondern auch die Fähigkeit, deren Funktion dies ist,
ebenso wie sie auch als Geschmack nicht nur das Erkennen des
Schmeckbaren, sondern auch die Fähigkeit selbst bezeichnen. Und
auf Grund beider Definitionen könnte man sagen, das Riechorgan
sei ein einziges Organ, durch das die Fähigkeit die ihr entsprechenden
Wahrnehmungsgegenstände erkennt, entsprechend dem Auge und
der Zunge. Dies Organ scheint aber auf den ersten Blick die Nase zu 2
sein. Jedenfalls nehmen wir, wenn wir sie zuhalten, beim Einatmen
durch den Mund in keiner Weise einen Geruch wahr, wie wir ihn
jedoch sofort wahrnehmen, wenn wir mit offenen Nasenlöchern
einatmen. Ob nun der beide Nasengänge innen auskleidende ὑμήν oder 3
χιτών (denn mit beiden Ausdrücken wird die Nasen[schleim]haut be-
zeichnet) die Gerüche wahrnimmt – der Knochen selbst in der Nase tut
es nämlich auf keinen Fall – oder ob irgend etwas, das sich in dieser Haut
befindet, das Riechorgan ist, ist einer Untersuchung wert. Wenn man die 4
Gänge entweder mit wohlduftender Salbe oder etwas anderem, das
einen starken Duft hat, füllt, nimmt man solange nichts wahr, bis
man einatmet. Deshalb scheint einigen die Nase zwar ein Weg für
die Geruchsstoffe zu sein, das Organ selbst aber, das sie wahrnimmt,
soll irgendwo weiter innen sitzen. Und deswegen ist es notwendig, 5
daß diejenigen, die in der Anatomie Bescheid wissen, die Organe
kennen, die sich an die Nasengänge anschließen. Da aber nicht alle
sie kennen, ist es besser, ihren Aufbau darzulegen.

2. Die Nase hat in der Mitte eine Scheidewand und in jedem Nasenflügel je einen größeren Gang. Von diesen muß man wissen,

γινώσκειν ἀνωτέρω τῶν μέσων τῆς ῥινὸς ἑκάτερον αὐτῶν δίχα σχιζό-
μενον. ἥκει δὲ τῶν μερῶν τὸ μὲν ἕτερον εἰς τὸ τοῦ στόματος ἔνδον, τὸ δ'
ἕτερον ὄρθιον, ὡς ἐξ ἀρχῆς ἐφέρετο, πρὸς αὐτὸν ἀναβαίνει[ν] τὸν ἐγκέ-
2 φαλον. εἰσὶ γὰρ αὐτῷ[ν] καὶ δύο κατὰ τοῦτο ἀποφύσεις προμήκεις τε
καὶ κοῖλαι, τὴν ἀρχὴν μὲν ἐκ τῶν προσθίων ἔχουσαι κοιλιῶν, καθήκουσαι
δ' ἐπ' ἐκεῖνο τοῦ κρανίου τὸ μέρος, ὅθεν ἡ ῥὶς ἄρχεται. κατὰ τοῦτο καὶ ἡ
τῶν ἠθμοειδῶν ὀστῶν ἐστι θέσις, ὧν τὴν χρείαν ἱκανὸν ἐνδείξασθαι
τοὔνομα· καὶ ἥ γε μῆνιγξ ἡ παχεῖα, καθ' ὃ ψαύει τῶνδε τῶν ὀστῶν,
3 ὀπαῖς λεπταῖς τέτρηται. διὰ ταύτης γέ τοι πρώτης διηθεῖται τὰ παχύτερα
τῶν τοῦ ἐγκεφάλου περιττῶν (ἔθος δ' ἐστὶν ἀπ' Ἀριστοτέλους
ἀρξάμενον ὀνομάζεσθαι τὰ τοιαῦτα πάντα περιττώματα). τὰ μὲν γὰρ
ἀτμοειδέστερα κατὰ τὰς ῥαφὰς ἀναθεῖ καὶ ταύτῃ ἔχει τὴν κένωσιν. ὅσα
δὲ τούτων παχέα, καθάπερ ἡ βλέννα καὶ ἡ κόρυζα, κατάντη φέρεται
860 πρώτην μὲν τὴν παχεῖαν μήνιγγα διεξερχό|μενα, μετ' ἐκείνην δὲ διὰ
τῶν ἠθμοειδῶν ὀστῶν ἠθούμενα, κἄπειθ' οὕτως ἐμπίπτοντα τοῖς πόροις
4 τῆς ῥινός. ἐν δὲ τῇ διὰ τούτων πορείᾳ μέρος ἔστιν ὅτε καταρρεῖ τῶν
καταφερομένων εἰς τὸ στόμα διὰ τῶν εἰρημένων ἐκ τῆς ῥινὸς εἰς αὐτὸ
συντρήσεων. καὶ τάς γε παχυτέρας βλέννας καὶ μάλισθ' ὅσαι
γλίσχραι κατὰ μὲν τὸ ἕτερον αὐτῶν ἐνίοτε πέρας ἐμπεπτωκυίας ταῖς εἰς
τὸ στόμα συντρήσεσι, κατὰ δὲ τὸ ἕτερον ἐν τοῖς τῆς ῥινὸς οὔσας πόροις
ἑκατέρως ἐκκενοῦμεν[ον] ἐκφυσήσει μὲν βιαιοτέρᾳ χρησάμενοι διὰ τῶν
μυκτήρων, ἀναχρέμψει δὲ διὰ τοῦ στόματος.
5 Ὑπαλείφει δ' ἄναιμος χιτών, ὑμένος παχύτερος, αὐτούς τε τῆς ῥινὸς
τοὺς εὐθεῖς πόρους ἀναφερομένους ἄχρι τῶν ἠθμοειδῶν, καὶ πρὸς τούτοις

2sq. ἥκει — ἐγκέφαλον] *cf. infra v.* 24sq. 4–7 θέσις] *cf.* Anecdota medica Graeca ed. Ermerins *p.* 127/129 7 τῶν ἠθμοειδῶν ὀστῶν] *cf.* Gal. III 651,17–654,2 K. = I 472,22–474,11 Helmr. 9 διὰ ταύτης — 18 συντρήσεων] *cf.* Gal. VI 73,4–8 K. = CMG V 4,2 *p.* 34,5–7 10sq. τῶν τοῦ — περιττώματα] *cf.* Gal. II 542,11sq. K.; Arist. De gen. anim. 724 b 26sq. (*cf. etiam* Anonym. Lond. IV 26sq.; VII 43sq. ed. Diels) 17sq. διὰ τῶν — συντρήσεων] *cf. supra v.* 1sq.; *e. gr.* Gal. III 747,11sq. K. = II 47,5 Helmr.; Arist. Hist. anim. 495 a 25sq. 23–38,4 στόμαχον] Orib. XXIV 5 (CMG VI 2,1 *p.* 17,1–7)

1 μέσων] μερῶν Aët. 3 ὄρθριον MP ἀναβαίνειν *codd.* Ald.: *corr.* Bas. 4 αὐτῷ *correxi sec.* Aët.: αὐτῶν *codd. edd.* 5 ἔχουσα MP 7 ἰσθμοειδῶν *codd.* Ald. Bas. Chart.: *corr.* Kühn ἱκανὴν MP Ald.: ἱκανῶς Bas. Chart. 9 ταῦ' L: *corr.* L[2] 12 ταύ L: ταύτην MP *edd.*: *corr.* Corn. ἔχει τὴν κένωσιν] κένωσιν MP *edd.*: τὴν κένωσιν ἔχει Corn. 13 κατάν L: *corr.* L[2]: καὶ πάντη MP Ald. 14 πά L: παχέα MP Ald. Bas. Chart.: *corr.* Kühn 15 ἰθμοειδῶν L: ἰσθμοειδῶν MP Ald. Bas. Chart.: *corr.* Kühn ὀθούμενα MP 16 καταρρεῖ] παραρρεῖ Aët.: παραρρίπτει Orib. (*v. supra p. 23 adn. 2*) 17 αὐτὸν MP Ald. 20 οὔσοις Ald. Bas. Chart.: οὖσι Kühn 21 ἑκατέροις L: ἑκατέροις P: ἑκατέρων M *edd.*: *corr.* Corn. ἐκκενούμενον *codd. edd.*: *corr.* Corn. ἐκφύσει P Ald. χρησάμενον MP *edd.* τῶν *om. edd.* 24 ἰθμοειδῶν L: ἰσθμοειδῶν MP Ald. Bas. Chart.: *corr.* Kühn

daß sie sich beide in der oberen Nasenhälfte in zwei Äste spalten.
Einer von ihnen gelangt in das Innere des Mundes, und der andere
führt aufwärts, in der anfänglichen Richtung, bis er direkt an das
Gehirn stößt. Denn das Gehirn hat dort auch zwei längliche und hohle 2
Ausbuchtungen, die sich von den vorderen Ventrikeln bis zu jenem
Teil des Schädels herabziehen, wo die Nase anfängt. Dort befinden
sich auch die siebförmigen Knochen, deren Aufgabe ihr Name hin-
reichend zeigt. Auch die Dura mater ist an der Stelle, wo sie diese
Knochen berührt, von feinen Löchern durchbohrt. Durch sie werden 3
die dickeren περιττά (Exkremente) des Gehirns (seit Aristoteles ist es Sitte,
alles derartige als περιττώματα zu bezeichnen) zuerst durchgeseiht. Denn
die dampfförmigeren Exkremente werden auf folgende Weise aus-
geschieden: sie entweichen nach oben durch die Schädelnähte. Aber
alle dicken Ausscheidungen, wie Schleim und Rotz, werden nach
unten ausgeschieden, indem sie zuerst die Dura mater passieren,
danach durch die siebförmigen Knochen geseiht werden und dann
auf diese Weise in die Nasengänge gelangen. Auf dem Wege durch 4
die letzteren fließt bisweilen ein Teil der herabgeführten Stoffe in
den Mund, durch die genannten Öffnungen zwischen ihm und der
Nase. Und zwar entleeren wir den dickeren Schleim – und be-
sonders den, der zäh ist –, der manchmal durch das eine Ende der
Gänge in die Öffnungen zum Mund gerät oder auf dem Wege durch
das andere Ende sich in den Nasengängen befindet, auf zweierlei
Arten, entweder mit heftigem Schnauben durch die Nase oder mit
Husten durch den Mund.

Die geraden Nasengänge selbst, die bis zu den siebförmigen 5
Knochen hinaufführen, sind mit einer blutleeren (Schleim)haut aus-
gekleidet, die dicker ist als eine Membran. Mit derselben (Schleim)haut
sind außerdem auch die anderen, schrägen Gänge ausgekleidet, die,

τοὺς ἄλλους τοὺς λοξούς, οὓς εἰς τὸ στόμα τελευτᾶν ἔφην. ἔστι δὲ συνεχὴς ὁ χιτὼν οὗτος καὶ αὐτῷ τῷ τὴν τοῦ στόματος ὅλου περιγραφὴν ἔνδοθεν ὑπαλείφοντι καὶ τὴν γλῶτταν ἀμφιεννύντι καὶ πρός γε ταύτῃ φάρυγγά
6 τε καὶ λάρυγγα καὶ τραχεῖαν ἀρτηρίαν καὶ στόμαχον. εἰς δὲ δὴ τὸν χιτῶνα τοῦτον ἕνα μὲν ὑπάρχοντα καὶ συνεχῆ καὶ τῷ τῆς οὐσίας εἴδει
861 τὸν αὐτὸν ἐν ἅπασι | τοῖς εἰρημένοις φαινόμενον, οὐ μὴν ἴσον γε τὸ πάχος ἐν ἅπασιν αὐτοῖς ἔχοντα διασπείρεταί τινα τῶν ἐξ ἐγκεφάλου
7 νεύρων μικρά, πλὴν τῶν εἰς τὴν γλῶτταν ἰόντων. ἱκανῶς γὰρ ἐκεῖνα ⟨ἔχει⟩ πάχους, διότι περιττοτέρας αἰσθήσεως δεῖ τῷ μορίῳ τῷδε γεύσεως αἰσθητικῷ γεγενημένῳ. ταῦτ' ἄρα καὶ τοῖς ὀφθαλμοῖς ἔτι παχύτερα τῶν εἰς τὴν γλῶτταν ἰόντων ἡ φύσις ἔνειμε νεῦρα καὶ μετ' αὐτοὺς ὠσὶ καὶ στόματι κοιλίας, ἐπειδὴ καὶ τοῦτο αἰσθητικώτατον
8 ἐχρῆν ὑπάρχειν, ὡς ἐν τοῖς ὑπὲρ αὐτοῦ δέδεικται λόγοις. ὀφθαλμὸς μὲν οὖν ὄργανον ὀπτικὸν καὶ οὖς ἀκουστικὸν καὶ γλῶττα γευστικόν, ὀρέξεως δὲ σιτίων καὶ πομάτων ἡ γαστήρ ἐστιν ὄργανον καὶ ταύτης
9 μάλιστα τὸ στόμα. παχυμερεστάτην δὲ εἰς ⟨τὴν τῶν⟩ αἰσθητῶν διάγνωσιν ἡ φύσις ἐποίησεν τὴν ἁπτικὴν δύναμιν οὐκέτι ταύτην γε καθ' ἓν ἀποκεκριμένην χωρίον ὡς ἑκάστην τῶν εἰρημένων, ἀλλ' εἰς ὅλον ἐκτεταμένην τὸ σῶμα. καὶ διὰ τοῦτο καὶ νεύρων αὐτῇ μικροτέρων ἔνειμεν ⟨. . .⟩, καὶ τούτων σκληρῶν ἐκ νωτιαίου μυελοῦ τῶν πλείστων
862 ἀρχομένων. | εἰς δὲ τὰ προειρημένα μόρια περιττοτέρας αἰσθήσεως δεόμενα καὶ μείζω καὶ μαλακώτερα νεῦρα κατέφυσεν ἐξ ἐγκεφάλου πάντα βλαστάνοντα.

10 Φωτοειδέστατον μὲν οὖν ἐποίησεν τὸ τῆς ὄψεως ὄργανον ὡς ἂν καὶ μόνον αὐγῆς καὶ φωτὸς αἰσθανόμενον, ἀερῶδες δὲ τὸ τῆς ἀκοῆς αἰσθητικὸν ἐσόμενον καὶ τοῦτο τῶν κατὰ τὸν ἀέρα ψόφων. οὕτω δὲ

1 ἔφην] *cf. supra p.* 36,2sq. ἔστι δὲ — 7 ἔχοντα] *cf. infra p.* 40,13–15; Simon, Gal. Anat. II, 49 8 ἱκανῶς — 16 στόμα] *cf. infra p.* 42,5–12 13 ἐν τοῖς — λόγοις] *cf.* Gal. III 727,5–728,13 K. = II 32,19–33,20 Helmr. 17 τὴν ἁπτικὴν — 19 σῶμα] *cf.* Symeon Seth (Ideler, Physici et Medici Graeci II *p.* 285,10–13) 24 φωτοειδέστατον — 40,5 οὐσία] STVF II *p.* 231,35–43 v. Arnim; *cf. infra p.* 40,25 – 42,1; Gal. V 627,11–637,10 K. = 625,10–636,15 Müller; Gal. VII 122,4–11 K.

2 αὐτοῦ *codd.* Ald. Bas. Chart.: *corr.* Kühn τὴν *om. edd.* 3 ἀμφιεννοῦντι MP Ald. ταύτῃ *scripsi*: τάῦ L: ταύτης L² MP Ald.: τούτοις *cett. edd.* 7 διαπεῖραι τε *codd.* Ald.: διαπειρᾶται Bas. Chart.: διασπείρονται Corn.: *corr.* Kühn 8 ἱκανῶς] ἱκανὸν ὡς MP *edd.* 9 ἔχει *ante* ἐκεῖνα *add.* Corn.: *transposui* πάχους *scripsi*: πα^χ' L: πάχος MP *edd.* 10 τῶ δὲ *codd.* αἰσθητικοῦ γεγενημένου MP Ald. 11 ἰόντων] τούτων Ald. 13 ὑπάρχειν ἐχρῆν *trsp.* MP *edd.* ὀφθαλμὸν MP Ald. 16 εἰς τὴν τῶν αἰσθητῶν *scripsi*: αἰσθῆ^εἰς L: εἰς MP *edd.* 17 *ante* ταύτην *add.* τὴν Ald. Bas. Chart.: μὴν Kühn 18 ἀποκεκρι^μν' L: ἀποκεκριμένον MP Ald.: *corr.* Bas. 19 ἐκτετα^μν' L: ἐκτεταμένον MP Ald.: *corr.* Bas. 20 *lacunam indicavi*: πλῆθος *suppl.* Bas. Chart. Kühn 25 δὲ *om.* MP *edd.* 26 αἰσθητικὸν] αἰσθητὸν MP Ald. Bas. Chart.

wie ich sagte, in den Mund münden, und sie hängt auch mit der
zusammen, die die ganze Mundhöhle innen auskleidet, und mit der,
die die Zunge bedeckt und außer ihr den Rachen, den Kehlkopf, die
Luftröhre und den Magen. In diese (Schleim)haut, die ein zusammen- 6
hängendes Ganzes ist und in allen genannten Teilen die gleiche sub-
stantielle Beschaffenheit aufweist, nur nicht überall gleich dick ist,
verzweigen sich einige Gehirnnerven, und zwar sind es kleine, mit
Ausnahme derer, die in die Zunge gehen. Die nämlich sind dicker, 7
weil die Zunge als das Geschmacksorgan einer stärkeren Wahr-
nehmungsfähigkeit bedarf. Deswegen hat die Natur den Augen auch
noch dickere Nerven zugeteilt als die, die in die Zunge gehen, und
nach den Augen den Ohren und dem Magenmund, da auch dieser
besonders wahrnehmungsfähig sein muß, wie wir in den Ausführungen
gezeigt haben, die sich mit ihm beschäftigen. Das Auge ist also das 8
Sehorgan, das Ohr das des Gehörs und die Zunge das des Geschmacks,
und der Magen – besonders der Magenmund – ist das Organ für das
Begehren nach Speise und Trank. Am massivsten im Bereich der 9
Wahrnehmung schuf die Natur den Tastsinn, der nicht mehr auf eine
einzige Stelle begrenzt ist, wie jeder der genannten Sinne, sondern
sich über den ganzen Körper erstreckt. Und aus diesem Grunde hat
sie ihm auch (eine große Anzahl) kleinerer Nerven zugewiesen, und
zwar von den harten, die zum größten Teil aus dem Rückenmark
kommen. Für die vorher genannten Organe aber, die einer subtileren
Wahrnehmungsfähigkeit bedürfen, hat sie größere und weichere
Nerven gestaltet, die alle im Gehirn ihren Ursprung haben.

Am lichtartigsten schuf die Natur den Gesichtssinn, da ja er 10
allein Glanz und Licht wahrnimmt, luftartig das Gehör, weil es das
Wahrnehmungsorgan für die Geräusche in der Luft sein soll. So hat

καὶ τὸ τῶν χυμῶν διαγνωστικὸν ὄργανον, τὴν γλῶτταν, ἐκ τῆς ὑγρο-
11 τέρας ἰδέας τοῦ σώματος ἡ φύσις εἰργάσατο. μεταξὺ δὲ ἀέρος τε καὶ
ὑγροῦ [καὶ πυρὸς] τὸ τῆς ὀσφρήσεώς ἐστιν αἰσθητὸν οὔθ' οὕτω λεπ-
τομερὲς ὑπάρχον ὡς ὁ ἀὴρ οὔτε παχυμερὲς ὡς ὑγρόν. ὅσον γὰρ
ἀπορρεῖ τῶν σωμάτων ἑκάστου, τοῦτ' ἔστι τῶν ὀσφρητῶν ἡ οὐσία.
12 μαθεῖν δ' ἔστι μάλιστα ἐπὶ ῥόδων αὐτῶν καὶ τῶν οὕτως ἁπλῶν, ἃ
διὰ ταχέων ἑαυτῶν ἐλάττω τε ἅμα καὶ ξηρότερα γίνεται φανερῶς
ἐνδεικνύμενα τὴν ὑγροτέραν μοῖραν ἐκ τῆς οὐσίας αὐτῶν διαφορεῖσθαι.
863 3. Ζητήσωμεν οὖν ἤδη τὸ τῆς ὀσφρήσεως ὄρ|γανον ἀρξάμενοι
μὲν ἀπὸ τῆς τῶν συνεχῶν κατασκευῆς τοῖς μυκτῆρσι μορίων, ἑξῆς δὲ
2 τούτοις ἐπισκεψάμενοι τὰ τῆς ἐνεργείας ἴδια συμβεβηκότα. ἐπεὶ τοίνυν
⟨ἐν⟩ τοῖς κατὰ τὴν ῥῖνα πόροις ὑποτέταται τοῖς ὀστοῖς ὁ χιτὼν ἐκεῖνος,
ὃν καὶ τῇ φύσει καὶ τῇ συνεχείᾳ τὸν αὐτὸν ἔφην εἶναι τῷ κατά τε τὸ
στόμα καὶ τὴν γλῶτταν καὶ τὴν φάρυγγα πλήν γε ὅτι λεπτομερής
ἐστι, ἢ τοῦτο⟨ν⟩ αἰσθητήριον εἶναι χρὴ νομίζειν ὀσμῶν ἢ τὸ τῆς ῥινὸς
3 ὀστοῦν. οὐδὲν γὰρ ἄλλο τρίτον ἐνταῦθα μόριόν ἐστιν. ἀλλὰ τῷ μὲν
τῆς ῥινὸς ὀστῷ μὴ ὅτι τῆς ὀσφρητικῆς, ἀλλ' οὐδὲ τῆς ἁπτικῆς αἰσθή-
σεως μέτεστιν· ὁ δ' ὑποτεταμένος ἔνδον χιτὼν ὁμοιότατος μὲν ὑπάρχει
τῷ κατὰ τὸν οὐρανίσκον τε καὶ τὴν ὑπερῴαν, καὶ ταύτῃ γε ἀδύνατον
αὐτῷ πλεονεκτεῖν ἐκείνων εἰς ἀκρίβειαν αἰσθήσεως, ἠδύνατο μέντοι
μεγέθει μόνῳ νεύρων πλεονεκτῆσαι καθάπερ ἡ γλῶττα. φαίνεταί γε
μὴν οὐδὲ ταύτῃ οὗτος πλέον ἔχων, ἀλλ' ὅσον ἀναγκαῖον εἰς αἴσθησιν
4 ἁπτικήν, τοσοῦτον νεύρων μετειληφώς. καὶ μὲν δὴ καὶ αὐτὴ τοῦ χιτῶνος
ἡ φύσις οὐ κατὰ τὴν τῶν αἰσθητῶν οὐσίαν ἐστίν, ὥσπερ αἱ λοιπαί.
864 τὸ μὲν γὰρ | τῆς ὄψεως ὄργανον αὐγοειδές ἐστιν, τὸ δὲ τῆς ἀκοῆς ἀερῶδες,
ὥσπερ γε καὶ τὸ μὲν τῆς γεύσεως ὄργανον ὑγρὸν καὶ σπογγοειδές, τὸ
δὲ τῆς ἁφῆς σκληρὸν καὶ γεῶδες, προπαρασκευασθέντος ἑκάστου τῶν
5 ὀργάνων ὑπὸ τῆς φύσεως εἰς ὁμοιότητα τῶν αἰσθητῶν. ἐχρῆν οὖν καὶ

2 μεταξὺ — 4 ὑγρόν] *cf.* Plato Tim. 66 e (*v. etiam comm. p.* 81 *adn.* 1) 6 μαθεῖν — 8 διαφορεῖσθαι] *cf.* Gal. XI 561,17–562,6 K. 13 ἔφην] *supra p.* 38,1–7 25 τὸ μὲν γὰρ — 28 αἰσθητῶν] *cf. supra p.* 38,24–40,4; Sext. Emp. Adv. dogm. I 92 28sq. ἐχρῆν — ὑπάρχειν] *cf.* Sext. Emp. Adv. dogm. I 119

3 καὶ πυρὸς *secl.* Corn. *et* v. Arnim αἰσθητικὸν Kühn 4 οὔτε] οὔθ' οὕτω L² MP *edd.* *ante* ὑγρόν *add.* τὸ Kühn 5 ἀπορεῖ L: ἀπορ(ρ)εῖ (*sic*!) P *post* ἔστι *add.* τὸ MP Ald. 9 ζητήσαμεν Ald. 12 ἐν *add.* Kühn ὑποτέτταται L: ὑποτέτακται MP Ald. Bas. Chart.: *corr.* Kühn 13 τε Kühn: γε *codd. cett. edd.* 14 λεπτομερές L 15 τοῦτο *codd. edd.*: *correxi* 18 ὀπητεταμένος MP: ὀπη (ὀπῇ Bas. Chart.) τεταμένος Ald. Bas. Chart. 20 *post* μέντοι *iter. et del.* εἰς ἀκρίβειαν L 21 μόνῳ (*sic*!) P: μόνων Ald. 22 ταύτῃ] ταῦτα MP *edd.* οὗτος *scripsi*: οὖᵀ L: οὐ τὸ MP: οὐ τὸ *edd.* 23 τοσοῦ L αὐτοῦ P *edd.* 24 αἰσθητηρίων *codd. edd.*: *correxi sec.* Bellis. (quae odoratum movent) 25sq. αὐγοειδές — ὄργανον *om.* MP Ald.: φωτοειδές· τὸ δὲ τῆς ἀκοῆς ἀερῶδες. ὥσπερ τὸ τῆς γεύσεως Bas. Chart. Kühn

denn auch die Natur das Geschmacksorgan, die Zunge, aus der
feuchteren Substanz des Körpers gebildet. Zwischen Luft und Feuchtig- 11
keit aber liegt (die Qualität) der Geruchsstoffe, die weder so feinteilig
sind wie die Luft noch dick wie das Feuchte. Denn das, was sich von
jedem der Körper absondert, (eben) das ist die Substanz der Geruchs-
stoffe. Man kann (dies) gerade an den Rosen in besonderem Maße 12
erkennen und an den Stoffen, die so einfach sind, daß sie schnell
kleiner und zugleich trockener werden, als sie (ursprünglich) sind,
womit sie eindeutig zeigen, daß die feuchteren Bestandteile aus ihrer
Substanz entweichen.

3. Wir wollen jetzt also das Riechorgan näher untersuchen,
indem wir von dem Aufbau der Teile in den Nasenflügeln ausgehen
und danach die (ihnen) eigentümlichen Akzidentien, die sich aus
ihrer Funktion ergeben, betrachten. Da sich in den Nasengängen unter 2
den Knochen jene Haut ausspannt, die – wie wir sagten – ihrer
Substanz nach und auf Grund ihrer Kontinuität, abgesehen davon,
daß sie dünn ist, dieselbe ist wie die im Mund, auf der Zunge und im
Rachen, muß man annehmen, daß entweder sie das Riechorgan ist
oder der Knochen in der Nase. Denn ein anderer dritter Teil ist dort
nicht vorhanden. Aber das Nasenbein hat nicht nur keinen Anteil 3
am Riechen, sondern nicht einmal am Tastsinn; und die innen aus-
gespannte Haut hat zwar sehr große Ähnlichkeit mit der am Gaumen,
aber gerade dadurch ist es unmöglich, daß sie eine größere Genauigkeit
in der Wahrnehmung aufweist als jene, sie könnte sie lediglich durch
die Größe ihrer Nerven übertreffen, wie die Zunge es tut. Offenbar
hat die Nasen(schleim)haut aber auch in dieser Beziehung kein Plus;
vielmehr hat sie augenscheinlich nur soweit an den Nerven Anteil,
als es für den Tastsinn erforderlich ist. Und schließlich entspricht 4
auch ihre substantielle Beschaffenheit nicht der ihrer Wahrnehmungs-
gegenstände, wie das bei den übrigen Sinnesorganen der Fall ist.
Denn der Gesichtssinn ist lichtartig, das Gehör hat den Charakter
der Luft, ebenso wie das Geschmacksorgan feucht und schwammig
und der Tastsinn hart und erdig sind, da jedes einzelne Organ von
der Natur unter Berücksichtigung der Ähnlichkeit mit den ent-
sprechenden Wahrnehmungsgegenständen gebildet worden ist. Das 5
Wahrnehmungsorgan der Gerüche müßte also dampfartig sein, nicht

τὸ τῶν ὀσμῶν αἰσθητήριον ἀτμοειδὲς ὑπάρχειν, οὐ σκληρὸν καὶ γεῶδες,
ὁποῖόν ἐστιν ὁ κατὰ τοὺς μυκτῆρας χιτὼν πρὸς τῷ τοιοῦτος εἶναι
μηδὲ νεύρων ἀξιολόγων τυχών, ἃ πάντως ἂν εἶχε καὶ πρὸ τῆς γλώττης
ὡς ἂν καὶ τρίτην ἔχων τάξιν ἐν τοῖς αἰσθητικοῖς ὀργάνοις εἰς διάγνωσιν
6 οὐσίας λεπτομεροῦς. τὸ μέν γε τῆς ὄψεως νεῦρον εἰς τοσοῦτον ἥκει
μεγέθους, ὥστε τοῦ κατιόντος εἰς τὸ στόμα τῆς γαστρὸς μεῖζον εἶναι
πολὺ καίτοι οὐκ εἰς ὅλον διανεμόμενον τὸν ὀφθαλμόν, ἀλλ' ἐπὶ μόνον
ἧκον τὸ κρυσταλλοειδὲς σῶμα (τοῦτο γὰρ ἐδείχθη τὸ κυριώτατον
7 ὄργανον τῆς ὄψεως). ὅ γε μὴν ἀκουστικὸς πόρος βραχύτατον ἔχων τὸ
ἔνδον πέρας, ὃ τοῦ νεύρου ψαύει, παχὺ καὶ οὗτος κατὰ τὴν τοῦ μεγέθους
865 ἀναλογίαν εἴληφε νεῦρον. | οὐ μὴν οὐδὲ ἡ γλῶττα μικρῶν μετέσχεν τῶν ἐξ
ἐγκεφάλου νεύρων. οὐκοῦν οὐδὲ τὸ τῶν ὀσμῶν αἰσθητήριον ἔσχεν ἄν ποτε
ἰσχνόν, ὁποῖόν ἐστι τὸ κατὰ τὸν τῆς ῥινὸς χιτῶνα· καὶ μὲν δὴ καὶ ἀτμο-
ειδὲς ἀναγκαῖον ὑπάρχειν αὐτό· τοιαύτη γὰρ ἡ τῶν ὀσμῶν οὐσία.
8 Ταῦτα μὲν οὖν ἡμᾶς ἀπάγει τῶν κατὰ τοὺς μυκτῆρας χωρίων
ἀπὸ τῆς κατασκευῆς τὴν ἔνδειξιν τοῦ ζητουμένου λαμβάνοντας·
ἐφεξῆς δὲ ἀπὸ τῶν ἰδίων τῆς ἐνεργείας ἐπισκεπτομένοις φαίνεται οὐδεμία
γιγνομένη διάγνωσις ὀσμῶν ἄνευ τῆς εἰσπνοῆς, καίτοι γ' ἐνίοτε πεπλη-
ρωμένων τῶν πόρων τῆς ῥινὸς ἀτμοῦ σφοδροτάτην ἔχοντος δύναμιν.
9 ἐὰν οὖν τις ἐν οἴκῳ σμικροτάτῳ θυμιάσας ἄσφαλτον ἢ κασίαν ἢ σμύρναν
ἢ λιβανωτὸν ἢ στύρακα καὶ πληρώσας ὀσμῆς ἰσχυροτάτης αὐτὸν
εἰσελθὼν ἀποπειρῷτο διὰ πολλοῦ χρόνου ποιούμενος τὴν εἰσπνοήν,
εἴσεται τοῦ λεγομένου τὴν ἀλήθειαν ἐν μὲν τῷ τῆς εἰσπνοῆς χρόνῳ μόνῳ
866 τῆς ὀσμῆς αἰσθανόμενος, ἐν δὲ τῷ λοι|πῷ παντὶ μηδεμίαν ἴσχων αὐτῶν
10 διάγνωσιν, καίτοι γε πεπληρωμένων τῶν πόρων τῆς ῥινός. οὕτω δέ,
κἂν ἐνστάξῃς εἰς τοὺς μυκτῆρας ὁτιοῦν ἔχον ἰσχυρὰν ὀδμήν, ἐν ἐκείνῳ
μόνῳ τῷ χρόνῳ τὴν διάγνωσιν αὐτοῦ λήψῃ, καθ' ὃν εἰσπνέομεν.

4 τρίτην — ὀργάνοις] *cf.* Arist. De sensu 445a 6 5 τὸ μέν — 13 χιτῶνα] *cf. supra p.* 38,8–12 8 ἐδείχθη] *e. gr.* Gal. III 760,13sq. K. = II 55,18 Helmr. τὸ κυριώτατον — 10 ψαύει] *cf.* Gal. VII 103,5–8 K. 17 ἀπὸ τῶν ἰδίων τῆς ἐνεργείας] *cf. supra p.* 40,11 φαίνεται — 25 ῥινός] Orib. XXIV 6 (CMG VI 2,1 *p.* 17,22–29) 20 ἄσφαλτος] RE II *col.* 1726–1729 Nies (*s. v.* Asphalt) κασία] Dioscurides I 13 (I 17,7–20 Wellmann) σμύρνα] RE XVI *col.* 1134–1146 Steier (*s. v.* Myrrha) 21 λιβανωτός] RE Suppl. V *col.* 581sq. Schuppe (*s. v.* λιβανωτρίς 2.) στύραξ] RE IV A *col.* 64–67 Steier (*s. v.* Storax)

3 ἃ πᾶν L: ἃ πάντα M Bas. Chart. Kühn: ἅπαντα P Ald: *corr.* Corn. εἶχε] ἔτυχε *codd. edd.*: *correxi sec.* Bellis. (habuisset) 9 μὴν] μὲν Ald. 13 τὸν] τῶν MP Ald. 15 ταῦτα *scr.* Corn.: τᾶύ L: ταύτη L^2MP *edd.* *post* οὖν *add.* καὶ MP *edd.* ἡμεῖς MP Ald. 17 δὲ *om.* MP *edd.* 18 ἐνίοτε *falso iter.* L, *quod postea erasum est* 19 σφοδροτάτου MP Ald. Bas. Chart. 22 εἰσελ (θ *suprascr.*) L: *suppl.* L^2 ἀποπειρῶ τοῦ Ald. Bas. Chart. (*in adn.* fort. ἀποπειρῷτο) 24 ἔσχων M: ἔχων P *edd.* αὐτοῦ *codd. edd.*: *correxi* 27 τῷ χρόνῳ *om.* MP *edd.*

etwa hart und erdig wie die Haut in den Nasenflügeln, die, außer daß
sie von dieser Art ist, nicht einmal über größere Nerven verfügt, die
sie ganz gewiß hätte, und zwar noch vor der Zunge, da sie ja, was das
Erkennen feinteiliger Materie anlangt, den dritten Platz unter den
Wahrnehmungsorganen einnehmen würde. Der Sehnerv ist viel 6
größer als der Nerv, der in den Magenmund hinabführt, obwohl er
nicht über das ganze Auge verteilt ist, sondern nur in den Kristall-
körper des Auges gelangt (denn dieser ist erwiesenermaßen das wich-
tigste Organ für das Sehen). Auch der Gehörgang, dessen inneres 7
Ende, das mit dem Nerv in Berührung kommt, sehr klein ist, nimmt
einen im Verhältnis zu seiner Größe dicken Nerv auf. Ja nicht einmal
die Zunge hat Teil an den kleinen Nerven, die aus dem Gehirn kommen.
Also könnte auch nicht das Riechorgan einen so dünnen Nerv be-
sitzen, wie der in der Nasen(schleim)haut ist. Und endlich muß das
Organ auch dampfartig sein, denn von dieser Art ist die Substanz des
Geruchs.

Diese Feststellungen führen uns weg von den Teilen in den Nasen- 8
flügeln, wenn wir bei dem Nachweis des gesuchten Gegenstandes von
dem Aufbau dieser Teile ausgehen. Wenn wir im folgenden aber ihre
funktionellen Eigentümlichkeiten zum Ausgangspunkt unserer Be-
trachtungen machen, so zeigt es sich uns, daß keine Geruchswahr-
nehmung ohne Einatmen stattfindet, obwohl die Nasengänge bis-
weilen mit Dampf angefüllt sind, der eine sehr starke Wirkung hat.
Man fülle (z. B.) ein sehr kleines Haus durch das Verbrennen von 9
Asphalt, Kasia, Myrrhe, Weihrauch oder Styrax mit einem außer-
gewöhnlich starken Geruch an und gehe hinein. Wenn man dort den
Versuch macht und lange Zeit hindurch einatmet, so wird man die
Richtigkeit unserer Behauptung daran erkennen, daß man nur
während des Einatmens den Geruch wahrnimmt, daß man aber in
der ganzen übrigen Zeit nichts davon bemerkt, obwohl die Nasengänge
(von dem Geruch) voll sind. Ebenso wird man auch einen stark 10
duftenden Stoff, selbst wenn man ihn in die Nasenlöcher träufelt,
nur in der Zeit wahrnehmen, in der man einatmet. Das Riechorgan

ἔοικεν οὖν ἕτερόν τι μόριον εἶναι τὸ τῶν ὀδμῶν διαγνωστικόν, ἔνδον
που τεταγμένον ἐν βαθυτέρῳ τοῦ σώματος, οὐ πρόχειρον οὕτως
οὐδ' ἐκτὸς ὡς ὁ κατὰ τὴν ῥῖνα χιτών.
11 Ἀλλ' [ὡς] ἐν τοῖς περὶ τῆς εἰσπνοῆς λόγοις ἐμάθομεν, ὡς ὁ μὲν
θώραξ ὑπό τινων μυῶν διαστέλλοιτο, συνέποιτο δὲ ὁ πνεύμων αὐτῷ,
κἄπειτα ἐξ ἀνάγκης τῷδε κατὰ τὸ συνεχὲς ὁ ἔξωθεν ἀὴρ διά τε τῆς
τραχείας ἀρτηρίας καὶ τῆς φάρυγγος καὶ τοῦ στόματος καὶ τῆς ῥινός.
12 εἴπερ οὖν ὁ κατὰ τὴν ῥῖνα χιτὼν οὐκ ἔστι τῆς ὀσφρήσεως ὄργανον,
ἐξῆς ἐπισκεπτέον ἡμῖν περὶ τοῦ κατὰ τὸν οὐρανίσκον, εἶθ' ἑξῆς φάρυγγός
13 τε καὶ τραχείας ἀρτηρίας. ὁ μὲν δὴ κατὰ τὸν οὐρανίσκον χιτὼν οὐκ
ἂν εἴη τὸ τῆς ὀσφρήσεως ὄργανον, εἴ γε τοῖς ἐμφράξασι μὲν τοὺς μυκ-
867 τῆρας ἢ καὶ σφίγξασι | διὰ τῶν δακτύλων τὰ τῆς ῥινὸς πτερύγια καὶ
κλείσασιν ἀμφοτέρους τοὺς πόρους, ἀναπνέουσι δὲ ἐν τῷδε διὰ τοῦ
στόματος οὐδεμία τῶν ὀσμῶν αἴσθησις γίνεται. διὰ δὲ ταὐτὸ τοῦτο
καὶ τὴν φάρυγγα καὶ τὴν τραχεῖαν ἀρτηρίαν οὐχ ὑποληπτέον ὑπάρ-
χειν αὐτό.

4. Λείπει τοίνυν ἐπισκέψασθαι περὶ τοῦ λοιποῦ πέρατος τῶν
κατὰ τὴν ῥῖνα πόρων, ὃ διὰ τῶν ἠθμοειδῶν ὀστῶν ἐπὶ τὸν ἐγκέφαλον
ἀναφέρεται. ἀλλὰ κἀνταῦθα τὰ μὲν τῆς κατασκευῆς ὅμοια (χιτὼν
ὑπαλείφων τὸν πόρον ὡσαύτως ἔχει τῷ κάτω κατὰ τὴν οἰκείαν οὐσίαν
καὶ τὴν τῶν νεύρων ἰσχνότητα), τὰ δὲ ἀπὸ τῶν συμβεβηκότων ἕτερα.
2 κατὰ γάρ τοι τὴν εἰσπνοὴν ἐγχωρεῖ τὸν ἐγκέφαλον αὐτὸν ἐνεργοῦντα
καὶ διαστέλλοντα τὸν θώρακα διὰ τῶν ἰδίων ἀποβλαστημάτων ἐπι-
σπάσαι τι καὶ πρὸς τὰς ἑαυτοῦ κοιλίας. οὐ γὰρ ἀδύνατον τούτῳ ἄλλα
κινοῦντι βραχυτάτην ἑαυτῷ παρέχεσθαι κίνησιν εἰς ἑαυτόν τε καὶ ἐξ
ἑαυτοῦ, πιλούμενον μὲν ἡνίκα εἰς ἑαυτὸν συνάγεται, χεόμενον δὲ ὁπόταν
868 ἀποτείνηται πάντῃ, συνα|κολουθεῖν δὲ αὐτῷ κατὰ τὸ συνεχές, ἐπειδὰν
εἰς ἑαυτὸν συνάγηται, τὸν ἔξωθεν ἀέρα καθάπερ γε καὶ ἀντεκπνεῖσθαι
πάλιν, ἐπειδὰν χέηται.

1sq. ἔοικεν — σώματος] Orib. XXIV 6 (CMG VI 2,1 *p.* 17,29–31) 4 ἐν τοῖς — ἐμάθομεν] *quem locum* Gal. *laudet incertum* (*cf. comm p.* 84) ὡς — 7] *cf. infra p.* 52,11–16; Gal. IV 466sq. K. 22–29] *cf.* Orib. XXIV 6 (CMG VI 2,1 *p.* 18,12–16)

4 ὡς *seclusi* 7 τῆς[I]] τοῦ MP Ald. 11 τοῖς] τοὺς MP Ald. 13 κλύσασιν P 14 ταὐτὸ τοῦτο *scripsi*: ταῦ' τοῦ L: ταῦτα τοῦτο MP: ταῦτα *edd.* 18 ἰθμοειδῶν L: ἰσθμοειδῶν MP Ald. Bas. Chart.: *corr.* Kühn 20 ἔχων *codd. edd.*: *correxi* 22 ἐγχωροῦντα P, *in mg.* γρ. ἐνεργοῦντα 23 ἰδίων] οἰκείων MP *edd.* 24 ἑαυτῶν MP Ald. Bas. Chart. γὰρ] μὴν MP *edd.* τοῦτο *codd. edd.*: *correxi* ἀλλὰ *codd. edd.*: *correxi sec.* Bellis. (alia): τ' ἄλλα Corn. 25 ἑαυτῷ] ἑαυτοῦ *codd. edd*: *correxi* ἑαυτὸν] ἑαυτὸ L 26 ἑαυτὸν] ἑαυτ\\ L: ἑαυτὸ MP Ald. Bas. Chart.: *corr.* Kühn συνάγηται Kühn 27 πάντα MP *edd.* 28 ἑαυτὸ MP Ald. Bas. Chart.

scheint also irgendein anderes Organ zu sein, das tiefer innen im
Körper sitzt und nicht so von außen zugänglich ist wie die Nasen-
(schleim)haut.

In den Ausführungen über die Atmung haben wir gelernt, daß 11
der Thorax von Muskeln ausgedehnt wird, daß ihm die Lunge folgt
und ihr dann notwendigerweise nach dem Gesetz der Kontinuität
die äußere Luft, und zwar durch die Luftröhre, den Rachen, den
Mund und die Nase. Wenn nun die Nasen(schleim)haut nicht das 12
Riechorgan ist, müssen wir im folgenden die (Schleim)haut des
Gaumens untersuchen und daran anschließend die des Rachens und
der Luftröhre. Die Gaumen(schleim)haut dürfte aber wohl auch nicht 13
das Riechorgan sein, findet doch, wenn man durch Verstopfen der
Nasenlöcher oder Zusammendrücken der Nasenflügel mit den Fingern
beide Nasengänge verschließt und durch den Mund atmet, keine
Geruchswahrnehmung statt. Eben deswegen darf man auch nicht
annehmen, daß der Rachen oder die Luftröhre das Riechorgan sind.

4. Es bleibt also übrig, das verbleibende Ende der Nasengänge
zu untersuchen, das durch die siebförmigen Knochen zum Gehirn
führt. Aber auch hier ist die Situation, was den Aufbau betrifft, die
gleiche: Die (Schleim)haut, mit der der Gang ausgekleidet ist, ist
hinsichtlich ihrer eigenen Substanz und der Feinheit der Nerven
dieselbe wie die (Haut) in den unteren Teilen (der Gänge). Dagegen
sind die Akzidentien andere: Denn das Gehirn kann beim Einatmen, 2
während es selbst tätig ist und den Thorax ausdehnt, durch die eigenen
Auswüchse auch etwas (Luft) in seine Ventrikel hineinziehen. Es ist
nämlich für das Gehirn nicht unmöglich, während es andere (Körper-
teile) bewegt, auch sich selbst eine ganz kleine Bewegung zu ver-
schaffen, in sich hinein und aus sich heraus, indem es sich verdichtet,
wenn es sich in sich selbst zusammenzieht, und sich ausweitet, wenn
es sich nach allen Seiten hin ausdehnt. So kann ihm nach dem Gesetz
der Kontinuität die äußere Luft folgen, wenn es sich in sich kon-
trahiert, wie sie auch wiederum ausgeatmet wird, wenn es sich aus-
dehnt.

3 Τοῦϑ' ἡμῶν σκοπουμένων ποτὲ κατά τινα τύχην συνέβη βεβλαμ-
μένον ἄνϑρωπον ἐκ κορύζης τε καὶ κατάρρου πολυχρονίου τὴν αἴσϑησιν
4 ὀσφρητικὴν ἐπὶ τὴν τοῦ μελανϑίου βοήϑειαν ἀφικέσϑαι. κόπτεται δὲ
ἀκριβῶς τοῦτο χάριν τοῦ χνοῶδες γενέσϑαι καὶ ἔπειτα μιχϑὲν ἐλαίῳ
παλαιῷ τρίβεται μετ' ἐκείνου πάλιν ἐπιμελῶς. εἶτα πληρώσας ὁ ϑερα-
πευόμενος ὕδατος τὸ στόμα καὶ τὴν κεφαλὴν ἀνανεύσας ἐπὶ πλεῖστον
ἐγχεόμενον διὰ τῶν μυκτήρων τὸ φάρμακον εἰσπνέων ἕλκει σφοδρότερον.
ἐπὶ δὲ τριῶν ἐφεξῆς ἡμερῶν ὁ νεανίσκος χρησάμενος τῷ βοηϑήματι
μεγάλως ὤνητο. φιλοτιμότερον δ' εἰσπνεύσας τῇ τετάρτῃ τῶν ἡμερῶν
ἰσχυρᾶς ᾔσϑετο δήξεως ἐν τῷ βάϑει τῆς κεφαλῆς, ⟨ἣ⟩ καὶ [μάλιστ']
αὐτὴ[ς] κατὰ βραχὺ μειουμένη[ς] παντάπασιν ἐπαύσατο κατὰ τὴν
5 ὑστεραίαν. ἐδόκει τοιγαροῦν ἡμῖν ἀν⟨εν⟩ηνέχϑαι τι τοῦ μελανϑίου
869 κατὰ | τὰς πρὸς τὸν ἐγκέφαλον κοιλίας, ὃ προσιζῆσαν ἤτοι τοῖς χοριοει-
δέσι πλέγμασιν, ἴσως δὲ καὶ αὐτῷ τῷ ἐγκεφάλῳ παρέσχε τὴν ὀδύνην.
ὁμολογεῖν δὲ φαίνεται τοῖσδε καὶ τὸ δεῖν ἀτμοειδές πως εἶναι τὸ τῶν
6 ὀσμῶν ἴδιον ὄργανον. καὶ διὰ τοῦϑ' ἕνεκα τοῦ βεβαίως πεισϑῆναι καὶ
ἄλλῳ τινὶ καὶ ἄλλῳ καὶ πολλοῖς ἐφεξῆς οἰκέταις ὁμοίως ἐνεχέαμεν τοῦ
φαρμάκου σφοδρῶς ἀναπνεῦσαι κελεύσαντες, ἐξ ὧν ἔνιοι μὲν οὐδ'
ὅλως, ἔνιοι δὲ ἀμυδρῶς, εἰσὶ δ' οἳ καὶ σαφῶς ᾔσϑοντο δήξεως ἐν τῷ
βάϑει τῆς κεφαλῆς.

7 Ἡμεῖς μὲν οὖν ἔκ τε τούτων ἀναλογιζόμενοι καὶ τῶν ἄλλων τῶν
προειρημένων ἐν ταῖς προσϑίαις κοιλίαις τοῦ ἐγκεφάλου τὴν τῶν ὀσφρη-
8 τῶν αἴσϑησιν ἐπιστεύομεν γίνεσϑαι. προσήρχοντο δὲ ἡμῖν ἐξ ἐπιμέτρου
πίστεις οὐ μικραί· πρώτη μὲν ἡ τῶν πταρμῶν ὠφελούντων ἐναργῶς τὰ
βάρη τῆς κεφαλῆς, ὅταν γε ὑπὸ ἀτμῶν παχέων ὁ ἐγκέφαλος ἐμπλησϑῇ·
δευτέρα δὲ ὅτι πληροῦταί τε καὶ ϑερμαίνεται κατὰ τὰς τῆς ἀναπνοῆς
870 ἐπισχέσεις ὁ ἐγκέφαλος, ὡς ὀλίγον ὕστερον ἐρῶ (εἰκὸς οὖν ἐστι | δεῖσϑαι
τῆς μὲν ἐκπνοῆς αὐτὸν ἕνεκα τοῦ τὰ λυποῦντα κενῶσαι, τῆς δ' εἰσπνοῆς

1—12 ὑστεραίαν] Rhazes, Lib. continens III (Parisin. 6912ª *f.* 99ᵛ *col. sinistr. et* 102ʳ *col. dextr.*) 3 ἐπὶ τὴν τοῦ μελανϑίου βοήϑειαν] *cf.* Gal. XI 860,8—11 K.; XII 69,8—14 K. μελάνϑιον] Dioscurides III 79 (II 92,12—93,2 Wellmann) 22sq. ἐν ταῖς — γίνεσϑαι] Orib. XXIV 6 (CMG VI 2,1 *p.* 17,31sq.) 27 ὡς ὀλίγον ὕστερον ἐρῶ] *v. infra p.* 60,14—17 δεῖσϑαι — 48,1 χάριν] *cf. infra p.* 62,14sq.

2sq. αἰσϑητικὴν ὄσφρησιν *codd. edd.*: *correxi* 6 ἀναπνεύσας MP Ald. Bas. Chart. 9 ὤνητο *scripsi*: ὠνῆ L: ὤναται MP Ald. Bas. Chart.: ὤνατο Kühn 10 ἣ *supplevi* μάλιστ' *seclusi* 11 αὐτῆς ... μειουμένης *codd. edd.*: *correxi* (*v. infra p. 86*) 12 ἀνηνέχϑαι LM Ald. Bas. Chart.: ἀνενέχϑαι P: ἐνηνέχϑαι Kühn: *supplevi* 13 πρὸς *om.* MP *edd.* τοῦ ἐγκεφάλου Bas. Chart. Kühn χοροειδέσι *codd. edd.*: *correxi* 14 δὲ *om. et sscr.* L παρασχεῖν *codd. edd.*: *correxi* 15 ἀτμοειδῶς P Ald. Bas. Chart. 17 ὁμοίως *scripsi*: ὁ L: *om.* MP *edd.* 24sq. τῷ βάρει *edd.* 25 γε *om.* MP *edd.* 28 αὐτῶν *codd.* Ald. Bas. Chart.: *corr.* Kühn γεννῶσαι Ald.

Als wir diesem Problem (früher) einmal nachgingen, kam durch 3
Zufall ein Mensch, dessen Geruchswahrnehmung infolge von Schnupfen
und langandauerndem Katarrh behindert war, darauf, (seine Er-
kältung) mit Melanthion zu behandeln. Das Melanthion wird sorg- 4
fältig zerstoßen, damit es pulvrig wird. Dann wird es mit altem Öl
vermischt und mit ihm wiederum sorgsam verrieben. Danach füllt
der Patient seinen Mund mit Wasser, legt den Kopf so weit wie möglich
nach hinten und zieht das in die Nasenlöcher hineingeschüttete
Heilmittel beim Einatmen stärker ein. Nachdem der junge Mensch
das Mittel drei Tage hintereinander zu sich genommen hatte, hatte er
großen Nutzen davon. Als er aber am vierten Tage zu heftig ein-
atmete, bemerkte er ein starkes Beißen tief innen im Kopf, das seiner-
seits allmählich abnahm und am folgenden Tag gänzlich aufhörte.
Etwas von dem Melanthion schien uns also in die zum Gehirn führen- 5
den Ventrikel gelangt zu sein. Dieses hatte sich nun entweder an
dem plazentaähnlichen Adergeflecht, vielleicht aber auch an dem
Gehirn selbst festgesetzt und dort den Schmerz verursacht. Damit
scheint aber auch übereinzustimmen, daß das eigentliche Geruchs-
organ irgendwie dampfartig sein muß. Und um einen sicheren Beweis 6
zu haben, gaben wir deswegen auch diesem und jenem und danach
noch vielen Sklaven in gleicher Weise von diesem Mittel ein und
befahlen ihnen, heftig einzuatmen. Von diesen haben aber einige das
Beißen in der Tiefe des Kopfes überhaupt nicht bemerkt, andere nur
schwach und wieder andere ganz deutlich.

Als wir daraus und aus dem anderen, was wir vorher gesagt haben, 7
unsere Schlüsse zogen, gelangten wir zu der Überzeugung, daß die
Geruchswahrnehmung in den vorderen Gehirnventrikeln stattfindet.
Es kamen aber zu unseren Gunsten zusätzlich noch weitere Beweise 8
hinzu, und zwar keine geringen: Der erste ist der, daß das Niesen
eindeutig gegen Schwere im Kopf hilft, wenn das Gehirn mit dicken
Dämpfen angefüllt ist. Der zweite, daß das Gehirn sich beim Anhalten
des Atems anfüllt und erwärmt, wie ich wenig später darlegen werde.
(Es ist also klar, daß das Gehirn das Ausatmen braucht, um die
Schmerzen verursachenden Stoffe zu entleeren, und das Einatmen

ἀναψύξεως χάριν)· ἔτι τε τρίτον ⟨ἐπὶ⟩ τούτοις· ἐγκεκαυμένης ἢ καὶ ἄλλως ὁπωσοῦν θερμῆς ⟨γεγενημένης⟩ τῆς κεφαλῆς αἰσθανόμεθα τήν τε τῶν ῥόδων ὀσμὴν καί τινων ἄλλων, ὅσα προσηνῶς ἐμψύχει, ἐπιφανῶς
9 ἰᾶσθαι τὴν θέρμην· οὐ μὴν ἀλλὰ καὶ τὸ κατὰ μηδένα τρόπον ἐγχωρεῖν ἐν τῷ τῆς ῥινὸς χιτῶνι τὴν αἴσθησιν γίνεσθαι τῶν ὀσμῶν (ὃ γὰρ εἶχε μόνον βραχὺ τὸ πιθανὸν ὑπ' Ἀριστοτέλους εἰρημένον, ἐξεταζόμενον ηὑρίσκετο ψεῦδος).

5. Ὅπως οὖν ἀκριβεστέρα γένοιτο παντὸς τοῦ δόγματος ἡ βάσανος, ἀρξώμεθα τῶν προειρημένων κεφαλαίων ἀπὸ τοῦ τελευταίου. τί δή ποτε γὰρ εἰσπνεόντων ἡ τῶν ὀσμῶν αἴσθησις γίγνεται, κατ' ἄλλον δὲ οὐδένα χρόνον, εἴπερ ἐν τοῖς τῆς ῥινὸς πόροις ἡ γένεσις αὐτῆς ἐστιν;
2 ἐπισκεπτομένοις ἡμῖν ἓν τοῦτο μόνον ηὑρίσκετο πιθανόν, ὡς μὴ κατὰ τὴν ἐκτὸς ἐπιφάνειαν τοῦ τῆς ῥινὸς χιτῶνος, ἀλλὰ διὰ βάθους συχνοῦ
871 τὸ τῆς ὀσφρήσεως ὄργανον τε|τάχθαι πόρων μέν τινων ἐπ' αὐτὸ τεινόντων, οὐ μὴν ἀνεῳγμένων γε διὰ παντός, ἀλλ' οἷον ἐπιθήματά τινα ἐχόντων ὑμενώδη λεπτά, τούτων δ' ἐν ταῖς εἰσπνοαῖς ὑπὸ τῆς ῥύμης τοῦ πνεύματος ἀνοιγομένων οὕτως, ⟨ὡς⟩ ἀφικνεῖσθαι τὸ αἰσθητὸν
3 ἐπὶ τὸ διαγνωστικὸν αὐτοῦ μόριον. ἔοικε δέ τι τοιοῦτον καὶ Ἀριστοτέλης λέγειν ἔν τε τῷ δευτέρῳ Περὶ ψυχῆς κἀν τῷ Περὶ αἰσθήσεως καὶ αἰσθητῶν (ἐπιγράφεται δὲ τοῦτο καὶ καθ' ἕτερον τρόπον ὧδε Περὶ αἰσθήσεως καὶ αἰσθητηρίων, ἐπειδὴ τὰ τῶν αἰσθήσεων ὄργανα καλεῖν οὕτως ἔθος ἐστὶν Ἀριστοτέλει). κατὰ μὲν οὖν τὸ δεύτερον Περὶ ψυχῆς ταυτὶ γέγραπται· „Οὕτως οὖν καὶ τὸ ὀσφραντικὸν ὄργανον τοῖς μὲν ἀκαλυφὲς εἶναι, ὥσπερ τὸ ὄμμα, τοῖς δὲ τὸν ἀέρα δεχομένοις ἔχειν ἐπικάλυμμα, ὃ ἀναπνεόντων ἀνακαλύπτεσθαι, διευρυνομένων τῶν
4 φλεβῶν καὶ τῶν πόρων." ἐν δὲ τῷ Περὶ αἰσθήσεως καὶ αἰσθητηρίων τάδε φησί· „Ἀλλὰ τοῖς μὲν ἀναπνέουσι τὸ πνεῦμα ἀφαιρεῖ[ν] τὸ ἐπι-
872 κείμενον, ὥσπερ πῶμά τι (διὸ οὐκ αἰσθάνεται μὴ ἀνα|πνέοντα), τοῖς δὲ μὴ ἀναπνέουσιν ἀφῄρηται τοῦτο, καθάπερ ἐπὶ τῶν ὀφθαλμῶν τὰ

1 ἐγκεκαυμένης — 4 θέρμην] *cf. infra p.* 62,6–8   3–4 θέρμην] *cf.* Gal. XI 561,5–14 K.; XIII 155,6 K.   4sq. οὐ μὴν — ὀσμῶν] *cf. supra p.* 42,18–44,3   12 ἐπισκεπτομένοις — 15 τεινόντων] *supra p.* 34,18sq.; *cf.* 44,1–3   23 οὕτως — 26 πόρων] Arist. De anima 421 b 32–422 a 3   27 ἀλλὰ — 50,3 εὐθύς] Arist. De sensu 444 b 21–28

1 ἐπὶ *addidi*   ἐγκεκαυμένοις *codd.* Ald.: *corr.* Bas.   2 γεγενημένης *suppl.* Peek   αἰσθανό^{μν}' L   5 τῆς *om.* Bas. Chart. Kühn   17 ὡς *addidi*: fort. ὡς pro οὕτως *adn.* Chart.   19 λέγειν *om.* MP *edd.*   20 καθ'] δι' MP *edd.*   22 *post* ἐστὶν *add.* καὶ MP *edd.*   ἀριστοτελ' L: ἀριστοτέλης MP: *corr.* Ald.   23 *ante* οὖν *add.* μὲν MP *edd.*   24 ἀκαλ. — ὥσπερ *sec.* Arist. *edd.*: ἀνακαλυφέσιν ἕως περὶ *codd.*   ὄμμα] ὄνομα P   25 ἔχει Bas. Chart. Kühn   ἀποκαλύπτεσθαι *sec.* Arist. *edd.*   27 ἀφαιρεῖ *sec.* Arist. *edd.*   ἐπιλείμενον M: ἐπιλύ^{ει}μένον P   28 πῶμά τι διὸ *sec.* Arist. *edd*: πωματίδιον *codd.*   ἀναπνέοντες MP   29 μὴ *om.* Bas. Chart.: οὐκ Kühn   ἀφῄρηται] ἀφόρητον MP

wegen der Abkühlung.) Und weiter kommt zu diesen drittens hinzu:
Wenn der Kopf (von der Sonne) erhitzt oder sonst irgendwie erwärmt
ist, bemerken wir, daß der Duft der Rosen oder irgendwelcher anderer
Dinge, die in angenehmer Weise abkühlen, zusehends die Hitze
lindert. Indessen, ein Beweis ist auch, daß die Wahrnehmung der 9
Gerüche in keiner Weise in der Nasen(schleim)haut stattfinden kann.
Denn diese Behauptung hatte nur wenig Wahrscheinlichkeit für sich,
so wie sie von Aristoteles dargestellt worden ist, und wurde bei ihrer
Überprüfung als Irrtum erfunden.

5. Damit nun die Überprüfung unserer Behauptung noch genauer
wird, wollen wir mit dem letzten der vorher genannten Hauptpunkte
beginnen. Warum findet nämlich Geruchswahrnehmung beim Ein-
atmen statt und zu keiner anderen Zeit, wenn sie doch in den Nasen-
gängen erfolgt? Als wir diese Frage untersuchten, stellte sich nur 2
dies eine als glaubwürdig heraus, daß nämlich das Riechorgan nicht
an der äußeren Oberfläche der Nasen(schleim)haut, sondern in einer
beträchtlichen Tiefe sitzt. Zu ihm führen Gänge, die aber nicht dauernd
geöffnet sind, sondern gewissermaßen Deckel haben, und diese werden
von der Kraft der Luft geöffnet, so daß der Wahrnehmungsgegenstand
in sein Wahrnehmungsorgan gelangen kann. Auch Aristoteles scheint 3
diese Ansicht in dem zweiten Buch (seiner Abhandlung) „Über die
Seele" und in der Schrift „Über die Wahrnehmung und die Wahr-
nehmungsgegenstände" zu vertreten. (Diese [Schrift] trägt aber auch
folgende andere Überschrift, „Über die Wahrnehmung und die Wahr-
nehmungsorgane", da Aristoteles die Wahrnehmungsorgane auf diese
Weise [nämlich αἰσθητήρια] zu benennen pflegte.) In dem zweiten Buch
„Über die Seele" hat er folgendes geschrieben: „So ist also das Riech-
organ bei einigen Lebewesen unbedeckt, wie das Auge, bei den anderen
aber, die Luft in sich aufnehmen, hat es einen Deckel, der beim
Einatmen geöffnet wird, weil sich die Adern und Gänge erweitern."
Und in dem Buch „Über die Wahrnehmung und die Wahrnehmungs- 4
organe" sagt er folgendes: „Aber denen, die atmen, nimmt die Luft
das gleichsam wie ein Deckel Daraufliegende fort (deshalb nehmen
sie nichts wahr, wenn sie nicht atmen), dagegen fehlt bei denen, die
nicht atmen, diese Einrichtung. Ebenso ist es auch bei den Augen,

μὲν ἔχει βλέφαρα τῶν ζῴων, ὧν μὴ ἀνακαλυφθέντων οὐ δύναται ὁρᾶν,
τὰ δὲ σκληρόφθαλμα οὐκ ἔχει, διόπερ οὐ προσδεῖται οὐδενὸς τοῦ ἀνακα-
5 λύψαντος, ἀλλ' ἐκ τοῦ δυνατοῦ ὁρᾷ[ν] οὕτως εὐθύς." αὗται μὲν αἱ
τοῦ Ἀριστοτέλους ῥήσεις οὐδ' ὅλως ἐπιχειρήσαντος ζητῆσαι τὸ
μόριον, ἐν ᾧ πρώτῳ τὴν τῶν ὀσμῶν αἴσθησιν ἔχομεν· ἀλλὰ καὶ τὸ λεγ-
μένον ὑπ' αὐτοῦ περὶ τῶν ἀνακαλυπτομένων πόρων ἀδιανόητον μὲν
οὐκ ἔστιν (ὥσπερ ἔνια τῶν λεγομένων ὑπό τινων), οὐ μὴν δυνατόν γε
6 συστῆναι κατὰ τοὺς πόρους τῆς ῥινός. ἐπὶ μέν γε τῶν βλεφάρων ἡ
κίνησις κατὰ τὴν ἡμετέραν ἐπιτελεῖται προαίρεσιν, καὶ διὰ τοῦτο
ἔξεστιν ἡμῖν, ὁπότε βουλόμεθα, καὶ κλείειν αὐτὰ καὶ ἀνοίγειν. ἐπὶ δὲ
τῆς τῶν ὀσμῶν αἰσθήσεως οὐχ ὧδ' ἔχει· συμβεβηκὸς γάρ ἐστι ταῖς
εἰσπνοαῖς τὸ κατὰ τὴν ἄνοιξιν τῶν πόρων, οὐχ ἡμέτερον ἔργον. πῶς
7 οὖν συμβήσεται, σκεπτέον ἐφεξῆς. καίτοι γε δίκαιος ἦν Ἀριστοτέλης,
873 ὁ πατὴρ τοῦ λόγου, [κατεσκευακέναι] τὴν | ἑαυτοῦ δόξαν οὐκ ἀπο-
φηνάμενος ἁπλῶς ἡμῖν ἐπιτρέψαι περὶ τῆς ἐκείνου γνώμης ἀπομαν-
τεύσασθαι μηδὲν εἰπόντος σαφές, ὥστε οὐδὲ κατασκευὴν ἣν λέγει τῶν
πόρων ἐδήλωσεν, εἴτ' ἐν τῷ τῶν μυκτήρων χιτῶνι, εἴτ' ἐν ἄλλῳ τινὶ
8 μέρει βούλεται τούτους δὴ τοὺς ὀσφρητικοὺς πόρους ὑπάρχειν. ἀλλ'
ὅτι γε μὴ κατὰ τοὺς μυκτῆρας, ἐνθένδε δῆλον. εἰ γὰρ ⟨. . .⟩, ἡ φορὰ
τοῦ προσπίπτοντος ἔξωθεν ἀέρος ἀνοιγνύοι ⟨ἂ⟩ν αὐτούς, ἐὰν καὶ
9 χωρὶς τῆς εἰσπνοῆς ἐμπίπτῃ τὸ πνεῦμα. ὅτι δὲ οὐκ ἐργάζεται, σαφῶς
ἔνεστί σοι θεάσασθαι· πρῶτον μὲν αὐτῷ τεχνησάμενον κίνησιν ἀέρος ἐν
οἴκῳ μεστῷ σφοδροτάτης ὀσμῆς, δεύτερον δὲ καὶ πρὸς ἄνεμον τρέψαντα
τοὺς μυκτῆρας ἐν τούτῳ τῷ χωρίῳ, καὶ τρίτον ἐπιθέντα κατὰ τῶν
μυκτήρων ἕν τι τῶν ὀργάνων τῶν δυναμένων ὠθεῖν ἀέρα (καλαμίσκοι
δ' εἰσὶ τοιοῦτοι καὶ κύστεις εὐθύτρητα πρὸς ἑαυτῶν ἔχουσαι κέρατα),
ἀλλά τοι, τούτων πάντων κινούντων ἀέρα διάγνωσις οὐδεμία γίγνεται
τῆς ὀσμῆς.
10 Οὐ μὴν ⟨οὐδὲ⟩ τοῦτ' ἔστιν εἰπεῖν, ὡς τοιαύτη κίνησίς ἐστι τῶν
κατὰ τὸν χιτῶνα πόρων, οἷα τῶν τῆς καρδίας κοιλιῶν, ὧν διαστελ-

1 ἀνακαλυφθεν L: ἀνακαλυφθέντα MP: *corr.* Ald. 2 οὐδενός του *mavult* Peek ἀνακαλύψοντος *sec.* Arist. Kühn 3 *post* ἀλλ' *add.* ὁρᾷ *sec.* Arist. *edd.* ὁρᾶν *codd. edd.*: *correxi* οὕτως] αὐτῷ *sec.* Arist. *edd.* 4 τὸ *om.* MP *edd.* 5 πρώτῳ *scripsi*: πρω L: πρώτων MP: πρώτως *edd.* λεγόμενον MP *edd.* 6 ἀδύνατον Bas. Chart. Kühn 10 βουλώμεθα Ald. Bas. Chart. αὐτὰ *scripsi*: αυ L: αὐτοῖς MP *edd.* 13 *ante* Ἀριστ. *add.* ὁ P (ὁ *sic!*) *edd.* 14 κατεσκευακέναι *seclusi* *ante* τὴν *add.* μὲν MP *edd.* 15 ἐπιτρέψας *edd.* 17 τῷ μυκτήρων χιτώνων (χιτώνων *erasum est*) L: τῷ χιτῶνι τῶν μυκτήρων L²MP *edd.*: *correxi* 19 *post* γὰρ *add.* οὕτως ἔχει Ald., οὕτως ἔχοιεν *cett. edd.*: *lac. indicavi* 20 ἀνοιγνύοι ἂν *scripsi*: ἀνοίγνυσιν *codd. edd.* 22 σοι *om.* MP *edd.* αὐτῷ MP Ald. τεχνησώμενον P: τεχνησόμενον Ald. 23 *post* οἴκῳ *add.* σμικρῷ MP *edd.* τρέψοντα P Ald. 26 εὐθύτρη L: εὐθύτρητοι MP *edd.*: *corr.* Strohmaier 29 *ante* τοῦτ' *ras. 4 vel 5 litt.* L: οὐδὲ *add.* Peek 30 οἷα L

ein Teil der Lebewesen hat Augenlider, und sie können nicht sehen, wenn diese nicht geöffnet sind. Aber die Tiere mit harten Augen haben keine (Lider), weshalb sie auch keiner Einrichtung bedürfen, die diese öffnet, sondern sie sehen ohne weiteres sofort, soweit es
möglich ist.“ Dies sind also die Ausführungen des Aristoteles, der 5
sich überhaupt nicht daran gemacht hat, das Organ zu suchen, durch das wir eigentlich die Geruchswahrnehmung haben. Aber auch was er von den Gängen, die aufgedeckt werden können, gesagt hat, ist zwar nicht unverständlich (wie einiges, was von anderen behauptet wird), es ist jedoch nicht möglich, daß sie in den Nasengängen ihren
Platz haben. Jedenfalls wird die Bewegung der Augenlider mit unserem 6
Willen ausgeführt, und deshalb können wir sie schließen und öffnen, sooft wir wollen. Bei der Geruchswahrnehmung liegen die Dinge aber nicht so, denn das Öffnen der Gänge ist ein Akzidens beim Einatmen und nicht unser Werk. Wie dies vor sich geht, wollen wir im folgenden
untersuchen. Gleichwohl war Aristoteles, der Urheber dieses Ge- 7
dankens, berechtigt, seine Ansicht nicht klar darzulegen, sondern es uns zu überlassen, daran herumzurätseln, während er nichts in klarer Form gesagt hat. Daher hat er auch hinsichtlich der Einrichtung der Gänge, von der er sprach, nicht deutlich gezeigt, ob er diese Geruchsgänge in der Nasen(schleim)haut oder in irgendeinem anderen Teil
befindlich wissen will. Aber daß sie nicht in den Nasenflügeln sind, 8
wird aus folgendem klar. Wenn (sie sich) nämlich (dort befänden), würde der Anprall der von außen hereindringenden Luft sie öffnen,
auch dann, wenn der Luftstrom ohne Einatmen hineingerät. Daß 9
dies aber nicht eintritt, kann man deutlich sehen, erstens, wenn man sich in einem Hause, das mit einem sehr starken Geruch angefüllt ist, Luft zufächelt; zweitens, wenn man die Nasenlöcher an diesem Ort in die Richtung wendet, aus welcher der Luftstrom kommt; und drittens, wenn man in die Nasenlöcher ein Gerät steckt, das die Luft bewegen kann (solche Geräte sind kleine Röhren und Blasen mit gerade durchbohrten Hörnern). Und in der Tat, selbst wenn alle diese Geräte die Luft in Bewegung setzen, findet keine Geruchswahrnehmung statt.

Man kann freilich auch nicht behaupten, daß die Bewegung der 10
Gänge in der Nasen(schleim)haut so ist, wie die der Herzventrikel,

874 λομένων | ἀνοίγνυσθαι συμβαίνει τὰ στόματα τῶν εἰσαγόντων τὰς
ὕλας ἀγγείων. ἤτοι γὰρ κατὰ τὴν ἡμετέραν προαίρεσιν ὑποθέσθαι
δεήσει τὴν κίνησιν γίνεσθαι τῶν πόρων ἢ χωρὶς προαιρέσεως, οἷα καὶ
11 τῆς καρδίας ἐστίν. εἰ μὲν οὖν κατὰ τὴν ἡμετέραν προαίρεσιν, ἔνεστι καὶ
χωρὶς τῆς εἰσπνοῆς διαστέλλειν αὐτοὺς καὶ αἰσθέσθαι τῆς ὀσμῆς, εἰ δὲ
φυσικῶς ᾖ, εὔδηλον ὅτι καὶ οὕτως ἄνευ τῆς εἰσπνοῆς. ἀλλὰ μὴν οὐδέποτε
χωρὶς τῆς εἰσπνοῆς αἰσθανόμεθα. φανερὸν οὖν, ὅτι τοῖς αἰσθητικοῖς
τῶν ὀσμῶν πόροις οὔτε κατὰ προαίρεσιν οὔτε ἄνευ προαιρέσεώς ἐστιν
οἰκεία κίνησις ἡ διοίγουσα τὸ στόμιον.

12 Οὐ μὴν οὐδὲ τῶν ἀναπνευστικῶν πόρων κίνησις διαστεῖλαι δυνή-
σεται τοὺς ὀσφρητικοὺς πόρους· αὐτὸς μὲν γὰρ ὁ θώραξ ἐν τοῖς περὶ
τούτων λόγοις ἐπιδέδεικται διαστελλόμενος ὑπὸ μυῶν, ὁ πνεύμων
δ' αὐτὸς συνεπόμενός τε πάντῃ καὶ συνδιαστελλόμενος τῇ πρὸς τὸ κενού-
μενον ἀκολουθίᾳ, τούτῳ δὲ ἀκολουθῶν ὁ ἔξωθεν ἀήρ, οὐκέτ' ἐξ ἀνάγκης
875 διαστελλο|μένων τῶν παραπεμπόντων αὐτὸν σωμάτων, οὔτε τοῦ
στόματος οὔτε τῆς ῥινός (ἀναπεπταμένων γὰρ αὐτῶν μόνον διὰ μείζονος
13 ἧς ἔμπροσθεν εἶχον εὐρύτητος, ἐπικτωμένων δὲ οὔ). δῆλον οὖν ἐστιν
ἐκ τῶν εἰρημένων, ὡς ἡ τῶν ἀναπνευστικῶν ὀργάνων κίνησις οὐ δύναται
τοὺς λεπτοὺς ἐκείνους πόρους τῶν κατὰ τοὺς μυκτῆρας χιτώνων ἀνοιγ-
νύναι, ὥστ' ἐκ τῆς φορᾶς τοῦ ἀέρος ἀνοιχθήσονται μόνης, ἣν — ὡς ἔφην —
14 ἐγχωρεῖ καὶ χωρὶς τῆς εἰσπνοῆς ἐπιτεχνήσασθαι. εἰ δέ τις φαίη τῶν δι'
ἀναισθησίαν εἰκῇ πολλὰ φθεγγομένων ἐν τῷ τῆς εἰσπνοῆς χρόνῳ τοὺς
πόρους ἀνοίγνυσθαι μόνον, καὶ ἡμεῖς ἀναμνήσομεν αὖθις αὐτόν, ὡς ἐν
τοῖς ἔμπροσθεν εἰρημένοις ἐξελήλεγκται τοῦτο κατ' ἐκεῖνο τοῦ λόγου
τὸ μέρος, ἡνίκα ἤτοι καθ' ὁρμὴν τοῦ ζῴου τὴν ἄνοιξιν αὐτῶν ἔφαμεν ἢ
15 φυσικήν τινα εἶναι. κατὰ προαίρεσιν μὲν οὖν οὐκ ἔστι· ἐφ' ἡμῖν γὰρ ἂν
ἦν, ὁπόταν βουληθῶμεν ἀνοίγειν αὐτούς, καὶ χωρὶς τῆς εἰσπνοῆς. οὐ
876 μὴν οὐδὲ φυσική, καθάπερ ἡ τῆς καρδίας· | οὐ γὰρ ἂν οὐδ' οὕτω κατὰ

11sqq. ἐν τοῖς περὶ τούτων λόγοις κτλ.] *cf.* Orib. LXI (CMG VI 2,2 *p.* 161,17–19); Gal. III 546,10–547,1 K. = I 397,12–21 Helmr.; *cf. etiam supra p.* 44,4–7 13sq. τῇ πρὸς τὸ κενούμενον ἀκολουθίᾳ] *cf. comm. p.* 91 20 ὡς ἔφην] *supra p.* 50,19–28 23sq. ἐν τοῖς ἔμπροσθεν εἰρημένοις] *cf. supra v.* 2–6

2 *post* προαίρεσιν *trsp.* ἔνεστι (*l.* 4) MP *edd.* ὑποθέσθαι — 4 προαίρεσιν *add.* L² *in mg.* (*cf. supra p. 11sq.*) 3 δεήσει *om. edd.* 4 ἔνεστι *om.* MP: δεήσει *edd.* 5 διασταλεῖσιν L²MP *edd.* (fort. διαστείλαντας αὐτοὺς αἰσθ. vel διαστεῖλαι καὶ *in adn.* Chart.) αὐτοὺς *scripsi*: ἀῦ L: αὐτὴν MP: αὐτοῖς *edd.* καὶ *sscr.* L: *om.* Kühn 6 *post* εἰσπνοῆς *add. et del.* αἰσθανόμεθα L 9 ἡ — 10 κίνησις *add.* L² *in mg.* (*v. supra p. 12*) διοίκουσα (-οῦσα Bas. Chart. Kühn) MP *edd.* στόμενον MP Ald.: ὀζόμενον *cett. edd.* 10 *ante* διαστεῖλαι *add.* τοῦ MP 13 κινούμενον *codd. edd.*: *correxi* 15 ἀῦ L: αὐτῷ MP Ald.: *corr.* Bas. 16 *post* στόματος *add.* οὔτε τοῦ φάρυγγος *in mg.* L², *post* ῥινός *in textu* MP *edd.* ἀναπεμπομένων MP Ald.: ἀναπετομένων *cett. edd.* μόνων *codd.* Ald.: *corr.* Bas. 17 δὲ οὔ *scripsi*: οὐ δεῖ *codd. edd.* 24 ἐξελήλεκται *codd.*: *corr.* Ald. κατ' ἐκεῖνο] κακεῖνο L: *corr.* L² 27 βουληθείημεν *codd. edd.*: *correxi*

bei denen es so zugeht, daß die Öffnungen der Gefäße, welche die
Nahrungsstoffe (in das Herz) hineinbringen, sich öffnen, wenn sich
die Ventrikel ausdehnen. Denn man wird annehmen müssen, daß die
Bewegung der Gänge entweder mit unserem Willen geschieht oder
ohne unser Dazutun, wie eben die Herzbewegung. Wenn sie nun 11
willkürlich wäre, besteht aber die Möglichkeit, auch ohne einzuatmen
die Gänge auszudehnen und den Geruch wahrzunehmen, wenn sie
aber natürlich wäre, so ist klar, daß die Bewegung dann auch ohne
Einatmen stattfindet. Indessen nehmen wir aber niemals ohne Einatmen einen Geruch wahr. Daraus geht hervor, daß die Gänge, die
den Geruch wahrnehmen, weder mit noch ohne unseren Willen eine
eigene Bewegung haben, die die Öffnung aufmacht.

Allerdings wird auch die Bewegung der Atmungswege nicht die 12
Geruchsgänge öffnen können. Denn der Thorax selbst wird, wie wir
in den Ausführungen, die diese Fragen behandeln, gezeigt haben, von
Muskeln ausgedehnt. Ihm folgt nach allen Richtungen hin die Lunge
nach, die sich mit ausdehnt, weil sie in den entstandenen leeren Raum
folgen muß. Ihr wiederum folgt die äußere Luft, wobei sich die Körper,
die sie weiterleiten, nicht mehr auf Grund eines bestehenden Zwanges
ausdehnen, weder der Mund noch die Nase (denn sie haben nur von
vornherein größere Öffnungen, sie werden aber nicht noch weiter
geöffnet). Aus dem Gesagten geht also klar hervor, daß die Bewegung 13
der Atmungsorgane jene feinen Gänge in der Nasen(schleim)haut
nicht öffnen kann, so daß sie also nur von dem Anprall der Luft geöffnet werden könnten, der – wie ich sagte – auch ohne Einatmen
bewerkstelligt werden kann. Wenn aber einer von denen, die vieles 14
unüberlegt daherreden, behaupten würde, daß die Gänge nur während
der Zeit des Einatmens geöffnet werden, dann wollen wir ihn wiederum daran erinnern, daß diese Annahme in unseren vorhergehenden
Ausführungen (bereits) widerlegt worden ist, und zwar an der Stelle
unserer Abhandlung, als wir darlegten, daß das Öffnen der Gänge auf
eigenen Entschluß des Lebewesens erfolgen oder daß es ein natürlicher
Vorgang sein müsse. Willkürlich ist diese Bewegung nun aber nicht, 15
denn dann könnten wir die Gänge öffnen, wann wir wollen, auch ohne
daß wir einatmen. Sie ist aber auch nicht natürlich, wie die Herzbewegung, denn so würde sie nicht nur immer in der Zeit des Ein-

τὸν τῆς εἰσπνοῆς χρόνον ἐγίνετο διὰ παντός, ἀλλ' ἰδίαν εἶχε τάξιν
κινήσεως, ἐνίοτε μὲν εἰς ταὐτὸ τῷ τῆς εἰσπνοῆς ἀφικνουμένη χρόνῳ,
πολλάκις δὲ τῷ τῆς ἐκπνοῆς ἢ ἐπισχέσεως ὅλης τῆς ἀναπνοῆς.
16 Εἰ τοίνυν οὔτ' ἐξ αὐτῶν οὔθ' ὑπὸ τῆς τῶν ἀναπνευστικῶν ὀργάνων
κινήσεως οἱ πόροι τοῦ κατὰ τὴν ῥῖνα χιτῶνος ἀνοίγνυνται, λείπεται
πρὸς τῆς τοῦ πνεύματος ῥύμης εἰς τοῦθ' ἥκειν αὐτούς, ἥν, ὡς ἔφην,
οἷόν τ' ἐστὶ τεχνήσασθαι καὶ χωρὶς τῆς εἰσπνοῆς. εἰ δέ τις ἀπορεῖ, διὰ
τίνα αἰτίαν ὑπὸ τῆς τοιαύτης κινήσεως, εἰ σφοδροτάτη γένοιτο, μηδὲν
ὀσμῆς μέρος εἰς τὸν ἐγκέφαλον συνελαύνεται, καίτοι τρημάτων ὄντων
εἰς τοσοῦτον εὐρέων, ὡς καὶ τὰς παχυτάτας βλέννας ἐξ ἐγκεφάλου δι'
αὐτῶν φέρεσθαι, διδάξομεν αὐτόν, ὡς οὐδὲ εἰς τὸν λάρυγγα καὶ τὸν
πνεύμονα φέρεταί τι κατὰ τὰς εἰρημένας κινήσεις τοῦ κατὰ τοὺς μυκτῆρας
17 ἀέρος, ἐπειδὴ φθάνουσιν οἰκείου πεπληρῶσθαι πνεύματος. ὁπότ' οὖν
οὐδ' εἰς τοὺς μεγάλους πόρους οὐδὲν ἔξωθεν ἐμπίπτει πνεῦμα χωρὶς
877 τῆς τῶν ὀργάνων διαστολῆς, εἰκὸς | δή που μηδ' εἰς ⟨τοὺς⟩ τοσοῦτον
18 λεπτούς, ὥς τισι τῶν ἀμελῶς ἀνατεμνόντων μηδ' εἶναι δοκεῖ⟨ν⟩. ἀμέλει
κἂν εἰς τὸν μυκτῆρα καθεὶς αὐλίσκον ἀκριβῶς στεγνώσῃς τὸν πόρον, οὐ
δυνήσει πνεῦμά τι ἐνεῖναι, πρὶν ἀνοῖξαι τὸ στόμα. διοιχθέντος δ' αὐτοῦ
τὸ κατὰ τὴν ὑπερῴαν ἐκπῖπτον πνεῦμα πρὸς τοὐκτὸς ἀκολουθοῦν
19 ἀποχωρεῖν ἐπιτρέπει τῷ συνεχεῖ. μὴ τοίνυν ἀξίου μηδ' εἰς τὸν ἐγκέφαλον
ἀνέρχεσθαί τι κατὰ τὰς εἰρημένας ἐμπτώσεις εἰς τὴν ῥῖνα τοῦ πνεύματος.
ἄχρι γὰρ ἂν ἡ κατ' αὐτὸν εὐρυχωρία φθάνῃ πεπληρωμένη πρὸς ἑτέρου
πνεύματος, οὐχ οἷόν τ' ἐστὶν ἐπεισελθεῖν ἄλλο, πρὶν διαστῆναι τὸν
ἐγκέφαλον, ὅπερ εἰσπνεόντων μὲν οἷόν τ' ἐστὶ γενέσθαι. διαστέλλεται
20 γὰρ πρῶτον, ἵν' ἕλξῃ, κἄπειθ' οὕτω εἰσδέχεται τὸν ἔξωθεν ἀέρα. χωρὶς δὲ
τῆς ἐξ ἑαυτοῦ διαστολῆς οὐκ ἐνδέχεται παραδέξασθαι πνεῦμά τι αὐτόν,
οὐδ' εἰ βιαίως ὠθοῖτο. εἰ δ', ὥσπερ ⟨ἂν⟩ καὶ βούλοιτό τις, βιαίως ὠθού-
μενον ἐμπίπτει, ἀλλ' οὐδὲ τοῦτο δυνατὸν εἶναι πολύ. θλίβεται μὲν γὰρ
878 βιαίως, ὡς ἴσμεν, ὁ ἀὴρ καὶ πάλιν τείνεται πανταχόθεν | παρὰ τὴν
ἑαυτοῦ φύσιν ἑκάτερον τούτων ἀναγκαζόμενος πάσχει⟨ν⟩, ὡς μηδεμιᾶς

6 ὡς ἔφην] *cf. supra* p. 50,22–28

2 ταὐτὸν P *edd.* ἀφικνουμένῳ *codd. edd.*: *correxi* 9 καῖ' L: *corr.* L[2] 10 ἐξ *om.* P *edd.* 15 τοὺς *addidi* 16 *post* λεπτούς *add.* εἶναι L[2]MP *edd.* μετεῖναι *codd.* Ald.: μήτ' εἶναι *cett. edd.*: *correxi* δοκεῖ *codd.* Ald. Bas. Chart.: *corr.* Kühn 17 στεγνώσεις P Ald. Bas. Chart. 18 δυνήσεται MP *edd.* πνεῦμά τι] πνεῦ μτ' L: πνεύμα̅τ̅ M: πνέῦμα̅τ̅ (*sic!*) P: *corr.* Ald. διανοιχθέντος MP *edd.* 19 ἐμπίπτον *codd. edd.*: *correxi* 19sq. ἀποχωρεῖν ἀκολουθοῦν *trsp.* MP *edd.* 21 ἀνέρχεσθ L: *corr.* L[2] 22 φθάνει MP Ald. Bas. Chart. 26 πνεῦ μτ' L: πνεύματι MP: *corr.* Ald. 27 ὠθεῖτο P Ald. ἂν *addidi* 28 πο λλ L: πολλῶ L[2]MP Ald.: *corr.* Bas. 30 πάσχει *codd.*: *corr.* Ald. (*v. supra p. 19*)

atmens erfolgen, sondern hätte einen eigenen Bewegungsrhythmus,
wobei sie zwar manchmal mit dem Zeitpunkt des Einatmens zu-
sammenfiele, oft aber stattfände, während wir ausatmen oder den
Atem ganz anhalten.

Wenn also die Gänge in der Nasen(schleim)haut weder durch sich 16
selbst noch infolge der Bewegung der Atmungsorgane geöffnet werden,
bleibt nur noch übrig, daß sie durch den Anprall der Luft dazu kom-
men, den man – wie ich sagte – auch ohne Einatmen erzeugen kann.
Wenn aber jemand im Zweifel ist, warum infolge einer derartigen
Bewegung, wenn sie ganz stark würde, keine Geruchsstoffe mit in das
Gehirn gelangen, obwohl die Durchbohrungen von solcher Breite sind,
daß auch der dickste Schleim durch sie hindurchkommt, so wollen
wir ihn darauf hinweisen, daß auch in den Kehlkopf und in die Lunge
– wenn die Luft, die sich in der Nase befindet, auf die eben ge-
nannte Weise bewegt wird – nichts hineinkommt, da sie bereits
mit eigener Luft angefüllt sind. Wenn also nicht einmal in die großen 17
Gänge Luft von außen hineindringt, ohne daß sich die Organe aus-
dehnen, ist es doch nur natürlich, daß auch keine in die Gänge hinein-
gelangt, die so fein sind, daß sie einigen, die in nachlässiger Weise
sezieren, überhaupt nicht zu existieren scheinen. Und in der Tat, 18
wenn man eine kleine Röhre in das Nasenloch hineinsteckt und den
Gang sorgfältig verschließt, wird man keine Luft in sie hineinbringen
können, bevor der Mund geöffnet wird. Wenn er aber geöffnet ist,
gestattet die Luft, die am Gaumen entlang nach außen entweicht, der
ihr folgenden, sich weiterzubewegen. Da kann man also wahrlich 19
nicht verlangen, daß bei dem genannten Anprall der Luft in die Nase
etwas in das Gehirn hineindringt. Denn solange der leere Raum in
ihm bereits von Luft voll ist, kann keine andere dazu hineinkommen,
bevor sich das Gehirn ausgedehnt hat. Dies kann geschehen, wenn wir
einatmen. Denn zuerst dehnt sich das Gehirn aus, damit es an sich
ziehen kann, und dann nimmt es die Luft von außen auf diese Weise
auf. Ohne sich selbst auszudehnen, kann es keine Luft aufnehmen, 20
selbst dann nicht, wenn sie mit Gewalt gestoßen würde. Wenn aber,
wie vielleicht einer wollte, mit Gewalt gestoßene Luft hineingelangt, so
kann das auf keinen Fall viel sein. Denn wie wir wissen, läßt sich Luft
mit Gewalt pressen und wiederum nach allen Seiten hin verteilen,
wobei sie beide Zustände gegen ihre Natur erleiden muß, da ja keine

γε τοιαύτης αὐτὸν αἰτίας βιαζομένης ἢ τῆς ἣν κατείληφε χώρας. οὐ
μὴν οὐδ' ὅτε πιλούμενος εἰς ἐλάττω συνέρχεται τόπον ἢ χεόμενος ἐπὶ
πλέον ἐκτείνεται, μεγάλην ἐργάζεται ἐφ' ἑκάτερα μεταβολήν, ἀλλὰ καὶ
συστέλλεται καὶ χεῖται βραχὺ παραχωρῶν ἐφ' ἑκάτερα. διὰ τοῦτο
γοῦν οὐδὲν εἰς αὐτὸν ἐμπίπτει, κἂν σφοδρῶς ἐκθλίβῃ τις, ἀνεῳγμένων
21 τῶν μυκτήρων. ὁ δὲ κατ' αὐτοὺς χιτών, ἐν ᾧ τοὺς αἰσθητικοὺς πόρους
ὑποτιθέμεθα, φανερῶς αἰσθάνεται πληττόμενος ὑπὸ τοῦ προσπίπτοντος αὐτῷ ἔξωθεν ἀέρος βιαίως, ὥστε ἀνοίγνυσθαι τοὺς πόρους
ἐχρῆν ἐν ταῖς τοσαύταις ἐμπτώσεσιν εἰς τὴν ῥῖνα τοῦ πέριξ ἀέρος,
ἀνοιχθέντων δὲ ἕπεσθαι τὴν αἴσθησιν τῶν ὀσμῶν. εἴπερ οὖν οὐχ ἕπεται,
τοὺς εἰρημένους πόρους ἀδύνατον ὑπάρχειν.

22 Οὐ μὴν οὐδὲ πιθανὸν τὴν φύσιν ἐπιτεχνήσασθαί τι τοιοῦτον
μηδενὸς ἕνεκα. εἰ γὰρ ἐπεποιήκει τινὰς αἰσθητικοὺς πόρους ὀσμῶν,
879 οὐκ ἂν ἐπέφραξεν αὐτούς, ὥσπερ οὐδὲ τοὺς | κατὰ τὰ ὦτα. βέλτιον γὰρ
ἐστι διὰ παντὸς ἑκάστην αἴσθησιν διαγνωστικὴν εἶναι τῶν ἰδίων
23 αἰσθητῶν, οὐκ ἐν χρόνῳ μόνῳ τῷ τῆς εἰσπνοῆς. οὐδὲ διὰ τοῦτο τοῖς
ὀφθαλμοῖς ἐποίησεν ἡ φύσις ἐπιθέματα, διότι βέλτιον ἦν αὐτοὺς μὴ διὰ
παντὸς ἐνεργεῖν. ἀμέλει καὶ αὐτὸς ὁ Ἀριστοτέλης εἴρηκεν, ὡς ἐν τοῖς
σκληρὸν ἔχουσι ζῴοις τὸν ἔξωθεν χιτῶνα τῶν ὀφθαλμῶν ἡ φύσις οὐκ
ἐποίησε βλέφαρα, διότι δυσπαθεῖς εἰσι καὶ αὐτοὶ καθ' ἑαυτοὺς οὐδὲν
οὔτε προβλημάτων οὔτε στεγασμάτων οὐδὲ καλυμμάτων ἐπὶ τούτων
χρῄζουσι τῶν ζῴων, ἀλλ' ἡμεῖς γε χρῄζομεν δεόντως ἕνεκά τε τῶν
εἰρημένων, κἀπειδὰν ὕπνου καιρὸς ἥκῃ. ἀδύνατον γὰρ ἐν ἀέρι φῶς
24 ἔχοντι καθυπνῶσαί τινα χωρὶς τοῦ σκεπασθῆναι τοὺς ὀφθαλμούς. οὕτω
γοῦν καὶ αὐτοῖς ἐκείνοις τοῖς ζῴοις, οἷς οὐκ ἔστι βλέφαρα (καράβοις καὶ
880 ἀστακοῖς καὶ παγούροις καὶ καρκίνοις), | ἡ φύσις ἐποίησε κοιλότητάς
τινας, οἷον θαλάμας, ὑποδεχομένας ὅλους τοὺς ὀφθαλμούς, ἐπειδὰν
ὑπνοῦν ἐθέλωσιν, ὡς ὅταν γε χρῆσθαι βουληθῶσιν αὐτοῖς, ἐξαίρουσιν
ὅλους ὀρθίους ἅμα τοῖς αὐχέσιν, ἐφ' ὧν βεβήκασιν, εἰς τὴν οἰκείαν

18sqq.] *cf.* Arist. De part. anim. 657 a 25sqq. 23 ἀδύνατον — 28 ἐθέλωσιν] Rhazes, Lib. continens XXV (Parisin. 6912[e] *f.* 149[v] *col. dextr.*) 24 οὕτω — 58,2 μορίων] *cf.* Gal. III 631,6–16 K. = I 457,11–22 Helmr.

1 γε] τε *codd.* Ald.: *corr.* Bas. αὐτῶν *codd. edd.*: *corr.* Corn. *ante* ἣν *lac. ca. 2 litt. praebet* L χώρ (*sic!*) L 7 ὑποτιθέμ L: ὑποτιθέμενα M 8 ἀῦ L: αὐτῷ L[2]: *om.* MP *edd.* 11 ὑπάρχει LM: ὑπάρχει (*sic!*) P: *corr.* Ald. 18 *post* ἐνεργεῖν *add.* ἀλλὰ διὰ τὸ αὐτοὺς εἶναι μαλακούς, καὶ διὰ τοῦτο ὑπὸ τῶν προσπιπτόντων ῥᾳδίως βλάπτεσθαι, ἀφ' ὧν ἵνα φρουρῶνται, ἡ φύσις αὐτοὺς τοῖς βλεφάροις ὠχύρωσεν οἷόν τισι προβλήμασι Bas. Chart. Kühn ἀμέλει] εἰ μέλει P Ald. 20 αὐτο (ο *in ras.?*) καθ' ἑαυ L: αὐτὸ καθ' ἑαυτὸ MP *edd.*: *corr.* Corn. 21 οὐδὲ] οὔτε Bas. Chart. Kühn 22 λόγων, *in mg.* γρ. ζώων P γε] τε *codd.* Ald. Bas. Chart.: *corr.* Kühn 23 *post* εἰρημένων *ras. ca. 3 litt. praebet* L 27 θαλάμας *scripsi sec.* Rhazem (cavernas): θαλ L: θαλάμους MP *edd.* ὑποδεχομένους MP *edd.* 28 ὡς] οὓς *mavult* Peek

solche Ursache Gewalt über sie hat außer dem Raum, in dem sie sich befindet. Wenn sich nun die Luft gepreßt in einem kleineren Raum zusammendrängt oder sich ausdehnend über einen größeren ausbreitet, erfährt sie tatsächlich nach keiner Seite eine große Veränderung, sondern sie zieht sich zusammen oder dehnt sich aus, indem sie nur ein wenig nach der einen oder anderen Seite nachgibt. Deswegen gelangt auch keine Luft in das Gehirn hinein, selbst wenn man heftig pressen würde, obwohl die Nasenlöcher geöffnet sind. Aber die 21
(Schleim)haut in ihnen, in der wir die Geruchsgänge annehmen, ist offenbar deswegen wahrnehmungsfähig, weil sie von der von außen in sie hineindringenden Luft mit solcher Gewalt getroffen wird, daß die Gänge durch einen so großen Andrang der äußeren Luft in die Nase geöffnet werden müßten. Wenn diese dann offen sind, müßte die Geruchswahrnehmung folgen. Wenn sie aber nicht folgt, können die genannten Gänge unmöglich vorhanden sein.

Es ist auch wirklich nicht glaubhaft, daß die Natur etwas der- 22
artiges ohne jeden Zweck erdacht haben sollte. Denn wenn sie irgendwelche Gänge für die Geruchswahrnehmung geschaffen hätte, hätte sie diese nicht verschlossen, wie sie es auch bei den Gehörgängen nicht getan hat. Denn es ist besser, daß jedes Wahrnehmungsvermögen dauernd die ihm entsprechenden Wahrnehmungsgegenstände erkennt – und nicht nur in der Zeit des Einatmens. Die Natur hat auch 23
den Augen nicht deswegen Klappen geschaffen, weil es besser wäre, daß sie nicht immerzu tätig sind. Und tatsächlich hat selbst Aristoteles gesagt, die Natur habe bei den Lebewesen mit einer harten Außenhaut an den Augen keine Lider geschaffen, weil sie schwer zu verletzen sind und sie an und für sich bei diesen Tieren keiner Art von Schutzhaut bedürfen. Wir dagegen brauchen sie notwendig, sowohl aus den angeführten Gründen als auch dann, wenn die Zeit zum Schlafen kommt. Denn keiner kann im Freien bei Tageslicht schlafen, ohne daß die Augen bedeckt sind. So hat nun auch die Natur eben jenen 24
Tieren, die keine Augenlider haben, (nämlich allen möglichen Krebsarten) Höhlungen geschaffen, gleichsam Schlupfwinkel, die die Augen ganz und gar aufnehmen, wenn die Tiere schlafen wollen. Wenn sie die Augen (wieder) gebrauchen wollen, strecken sie sie dann im ganzen, zugleich mit den Stielen, auf denen sie sitzen, aufrecht hervor und bringen sie zu dem Platz hin, der den Augen eigentümlich ist,

ὀφθαλμοῖς καθιστῶντες χώραν, ἥπερ ἐστὶ ἐπὶ τῶν ὑψηλοτάτων ἐν τοῖς
25 ζῴοις μορίων. εἴρηται δὲ περὶ τῶν τοιούτων ἁπάντων αὐτάρκως ἐν τοῖς
Περὶ χρείας μορίων· ἅπερ εἴ τις ἀναλέξεται, γνώσεται μὲν καὶ τῶν
βλεφάρων τὴν χρῆσιν, γνώσεται δὲ καὶ ὡς ἀεὶ τῇ φύσει πρόκειται τὰς
αἰσθήσεις ἐνεργεῖν. εἰ δέ ποτ' ἄλλου τινὸς ἕνεκα χρησιμωτέρου κατά τινα
καιρὸν ἡσυχάζειν ἀναγκαῖον αὐταῖς ἐστι, οὐδὲν τοῦτό γε ἀπόρημα τῷ
26 λόγῳ. τὰ γὰρ μὴ δυνάμενα μετ' ἀλλήλων ὑπάρχειν, οὐδ' ἂν οἱ πάντες
θεοὶ ζεῦξαι βουληθῶσιν, οἷόν τε αὐτοῖς ἐργάσασθαι τοῦτο· ὅσα γοῦν
ἀδύνατα τῇ σφῶν αὐτῶν φύσει, καὶ θεοῖς ἐστι ἀδύνατα. μὴ τοίνυν
θαύμαζε τὸ πῶς ἡ φύσις ἀεὶ βουλομένη τὰς αἰσθήσεις ἐνεργεῖν ἡσυχάζειν
ἐπιτρέπει κατὰ τοὺς ὕπνους· βούλεται γὰρ ⟨οὐδὲν⟩ ἐν τῷδε [τὸν ὕπνον]
881 27 ἄλλο τι μᾶλλον ἢ ὕπνον ὑπάρχειν. | οὐ μὴν οὐδ' ἐν καιρῷ μοι νῦν ἐστιν
ἐξηγεῖσθαι φύσιν ὕπνου, λέλεκται γὰρ ἐν ἑτέροις ὑπὲρ ἑκάστου τῶν
φυσικῶν ἐν ἡμῖν ἔργων τε καὶ παθημάτων. εἴτ' οὖν ἔργον ἐστὶ φυσικὸν
εἴτε πάθος ὁ ὕπνος (οὐδὲ γὰρ οὐδὲ τοῦτο εὐδιαίτητον), ἀδύνατον αὐτῷ
28 τὰς αἰσθήσεις ἀκριβῶς αἰσθανομένας φυλάττειν. οὔτ' οὖν, ὅτι κατὰ τοὺς
ὕπνους ἐνεργεῖν ὁμοίως οὐ δυνάμεθα ταῖς αἰσθήσεσιν, διὰ τοῦθ' ὁ λόγος
ἐστὶ ψευδὴς ἄμεινον εἶναι φάσκων διὰ παντὸς ἑκάστην αἴσθησιν ἐνεργεῖν
τοῦ διαλείπειν, οὔθ', ὅτι φυλαττόμενοί τινα τῶν ἐμπιπτόντων τε καὶ
προσπιπτόντων ἔξωθεν ἀναγκαζόμεθα κλείειν τὰ βλέφαρα. ταυτὶ μὲν
οὖν εἰρήσθω μοι περὶ βλεφάρων χρείας, ἀπό γε πολλῶν ὀλίγα, μηκύνειν
γὰρ οὐκ ἐν καιρῷ.

29 Μεταφέρωμεν δὲ ἤδη τὸν λόγον ἐπὶ τοὺς ὀσφρητικοὺς πόρους,
882 οἷς | Ἀριστοτέλης φησὶν ἐπιθέματα γεγονέναι πρὸς τῆς φύσεως οὔτε

2sq. ἐν τοῖς Περὶ χρείας μορίων] III 789,16–809,4 K. = II 77,5–90,19 Helmr. 8sq. ὅσα — ἐστι ἀδύνατα] *cf.* Gal. III 906,6–8 K. = II 159,1–3 Helmr.) 13 λέλεκται . . . ἐν ἑτέροις] *v. comm. p.* 95

1 ὀφθαλμοὺς *codd.* Ald. Bas. Chart.: *corr.* Kühn ὅπερ MP 4sq. ταῖς αἰσθήσεσιν *codd. edd.*: *correxi* 9 ἀδύνατα] ἀδύνατον MP Ald. 10 αἰεὶ L 11 οὐδὲν *addidi* τὸν ὕπνον *seclusi* 12 ἀλλ' ὅτι MP *edd.* ἢ ὕπνον ὑπάρχειν *om.* MP *edd.* 13 φύσιν *scripsi*: φυ' L: φύσεως MP *edd.* 15 γὰρ *om. et sscr.* L 18 ψευδὸς MP Ald. 19 φυλαττόμς L: φυλαττόμενον MP Ald.: *corr.* Bas. 20 προπιπτόντων MP Ald. *post* βλέφαρα *add.* διὰ τοῦτό ἐστιν ἀ . . . . . μὴ ὁρᾶν τηνικαῦτα. βέλτιον γὰρ εἴπερ οἷόν τε ἦν ἀβλαβεῖς α . . . . . φυλάττεσθαι καὶ τ . . . . μᾶς ὁρᾶν. ἐπειδὴ . . κ ἐστὶν οἷόν τε διὰ . . . τ' ἀναγκαζόμεθα . . . . . τὰ βλέφαρα. *in mg.* L^2: διὰ τοῦτό ἐστιν μὴ ὁρᾶν τηνικαῦτα. βέλτιον γὰρ εἴπερ οἷός (-όν Bas. Chart. Kühn) τε ἦν ἀβλαβεῖς αὐτοὺς φυλάττεσθαι καὶ τοῦθ' ἡμᾶς ὁρᾶν. ἐπειδὴ καὶ (δ' οὐχ Bas. Chart. Kühn) οἷόν τε (*post* τε *lac. 10 fere litt. praebent* MP Ald.) τ' ἐνεγκαζόμην (-γαζόμενον^{ην} P: τ' ἐνεργαζομένην Ald.: ἐνεργαζομένην *cett. edd.*) ἀναγκαζόμεθα (*om. et lac. ca. 9 litt. praebent* MP Ald.) κλείειν (*om.* MP Ald.) τὰ βλέφαρα MP *edd.* (*v. supra p. 12*) 21 γε] γὰρ *codd. edd.*: *correxi* 22 ἐν *om.* MP *edd.* καιρός *edd.* 23 δὲ *om.* MP *edd.* 24 οὓς *codd. edd.*: *corr.* Corn.

nämlich zu der höchsten Stelle am Körper der Lebewesen. Alle diese 25
Fragen sind aber ausreichend in der Schrift „Über den Nutzen der
Gliedmaßen“ behandelt worden. Wenn jemand diese Ausführungen
liest, wird er den Nutzen der Augenlider kennenlernen und außerdem
auch erfahren, daß der Natur daran gelegen ist, daß die Sinnesorgane
fortwährend tätig sind. Wenn sie aber einmal aus Gründen der Zweck-
mäßigkeit zu einem bestimmten Zeitpunkt ruhen müssen, so bedeutet
das für die vernünftige Überlegung keine Schwierigkeit. Denn was 26
unmöglich miteinander existieren kann, das können auch alle Götter
nicht miteinander verbinden, selbst wenn sie es wollten; was nämlich
der eigenen Natur der Dinge unmöglich ist, ist auch den Göttern un-
möglich. Wundere dich also nicht, wieso die Natur, obwohl sie wünscht,
daß die Sinnesorgane immer in Tätigkeit sind, es gestattet, daß sie
während des Schlafes ruhen. Denn sie will, daß in dieser Zeit nichts
anderes stärker ist als der Schlaf. Indessen ist jetzt nicht der geeignete 27
Zeitpunkt, die Natur des Schlafes zu erklären; es ist nämlich an
anderer Stelle über die natürlichen Funktionen und Zustände in
unserem Körper gesprochen worden. Mag nun der Schlaf eine natür-
liche Funktion oder ein Zustand sein (denn dies ist keineswegs leicht
zu entscheiden), es ist ihm unmöglich, die Sinneswerkzeuge so zu
bewahren, daß sie genau wahrnehmen. Jedenfalls ist die Behauptung, 28
es sei besser, wenn jeder Sinn ununterbrochen tätig ist, als wenn er
aussetzt, weder deswegen falsch, weil wir im Schlaf nicht in gleicher
Weise mit den Sinnen tätig sein können, noch deswegen, weil wir die
Lider schließen müssen, um uns vor dem zu schützen, was von außen
(in die Augen) hinein- oder dagegenfällt. Soviel über den Nutzen der
Augenlider, von vielem nur weniges, denn es ist nicht die rechte Zeit,
die Ausführungen in die Länge zu ziehen.

Jetzt aber wollen wir unsere Betrachtung wieder den Geruchs- 29
gängen zuwenden, die, wie Aristoteles sagt, von Natur aus Deckel
haben, obwohl er weder irgendeinen Nutzen einer derartigen Ein-

χρείαν τινὰ εἰπὼν τῆς τοιαύτης κατασκευῆς οὔτ' ἀποδείξας ὑπάρχειν.
οὐ μόνον γὰρ [ἂν] οὐδενὸς ἕνεκα χρηστοῦ τοιοῦτοι γεγόνασιν, οἵους
Ἀριστοτέλης αὐτοὺς εἶναι φησί, ἀλλὰ καὶ βλάβην ἐργάζονται μεγάλην
ἐν τῷ πλείονι χρόνῳ τῆς ζωῆς πηροῦντες ἡμῶν τὴν ὀσφρητικὴν αἴσθησιν,
ὅπερ οὐδὲ κατὰ μίαν τῶν ἄλλων ὁρᾶται γεγονός. ἐγρηγορότων γὰρ
ἐνεργοῦσιν ἅπασαι διὰ παντός, ὅταν γε εὐπορῶσι τῶν οἰκείων αἰσθητῶν.
30 ὅτι μὲν οὖν τὰ καλύμματα τῶν ὀσφρητικῶν πόρων ἄδηλός ἐστι καὶ
ἀναπόδεικτος ὑπόθεσις οὐδ' ὑφ' ἑνὸς τῶν ἐναργῶν μαρτυρουμένη,
δεδειχέναι μοι δοκῶ.

6. Σκεψώμεθα δ' ἐφεξῆς, ὅπως οἱ πταρμοὶ τὰ τῆς κεφαλῆς ἰῶνται
βάρη. γίνονται μὲν γὰρ ἐπὶ προηγησαμέναις μεγίσταις εἰσπνοαῖς
883 ἐκφυσήσεως ἑπομένης τά|χιστα (ὀνομάζω δὲ ἐκφύσησιν τὴν ἀθρόαν
ἐκπνοήν). εἰ δέ γε μηδὲν ἐξ ἐγκεφάλου δι' αὐτῶν ἐκενοῦτο, πρὸς τῷ μὴ
παύσασθαι τὰ βάρη τῆς κεφαλῆς ὑπὸ τῶν πταρμῶν πολλάκις ἔτι καὶ
συνεπληροῦτο ἂν μᾶλλον ὑπὸ τῆς ἀθρόας εἴσω τοῦ πνεύματος φορᾶς
καὶ προσέτι τῆς ὑπ' αὐτοῦ γενομένης πληγῆς. οὕτως οὖν φαίνεται καὶ
2 ἐπὶ ταῖς μεγάλαις φωναῖς διατιθεμένη. καὶ μὲν δὴ καὶ πάθη τινὰ τῶν
κατὰ τὸν ἐγκέφαλον συνισταμένων, οἷα μάλιστά ἐστι τὰ ληθαργικὰ καὶ
καρώδη, καὶ διὰ τῶν πταρμικῶν οὐχ ἥκιστα θεραπεύεται φαρμάκων.
ἅμα γε καὶ πρὸς τὸν ἥλιον ἀποβλέποντες ἐρεθιζόμεθα πρὸς πταρμόν,
ὡς ἄν, οἶμαι, χεομένων ὑπ' αὐτοῦ τῶν ἀτμοειδῶν κατὰ τὸν ἐγκέφαλον
πνευμάτων. καταρ⟨ρ⟩ήσ⟨σ⟩ουσι δὲ καὶ βλέννας ἀθρόως ἐξ ἐγκεφάλου
παχείας καὶ γλίσχρας οἱ πταρμοὶ τῇ τοῦ πνεύματος ἔξω φορᾷ συνεκ-
3 βάλλοντες. οὐ μὴν εἰκὸς φέρεσθαι μὲν ἔξω τι πνεῦμα κατὰ τοὺς πταρ-
μοὺς ἐξ ἐγκεφάλου, μηδὲν δὲ εἴσω μηδέποτε, καὶ ταῦτα μέντοι πόρων
ὑπαρχόντων πολλῶν κατά τε τὸ καλούμενον ἠθμοειδὲς ὀστοῦν καὶ
884 | τὴν ὑπαλείφουσαν ἐκ τῶν ἄνω μερῶν αὐτὸ μήνιγγα.

10–13 ἐκπνοήν] Aët. VI 97 (CMG VIII 2, 248,10–14) 10–23 συνεκβάλλοντες] Rhazes, Lib. continens XXV (Parisin. 6912e *f.* 146v *col. dextr.*) 11sq. γίνονται – τάχιστα] *cf.* Gal. XVIII A 158,9 – 159,5 K. 12sq. ὀνομάζω — ἐκπνοήν] *cf.* Gal. III 655,12sq. K. = I 475,17sq. Helmr.; Gal. IV 459,1–12 K.; VII 171,9sq. K. 17 ἐπὶ ταῖς μεγάλαις φωναῖς] *cf.* Gal. XVII B 200,15–201,5 K. = CMG V 10,2,2 *p.* 237,5–10; Orib. XXIV 6 (CMG VI 2,1 *p.* 18,9–11) καὶ μὲν – 23 συνεκβάλλοντες] Aët. VI 97 (CMG VIII 2, 248,22–29)

1 ἀποδείξεις MP *edd.* 2 ἂν *seclusi*: *om.* Kühn 3 φησί *om.* MP: λέγει *edd.* 5 οὔ' L: οὔτε MP Ald. Bas. Chart.: *corr.* Kühn 11 ἐκπνοαῖς *codd.* Ald. Bas. Chart.: *corr.* Kühn 13 ἐκκενοῦτο *codd.* (κ[I] *erasum est in* L) Ald. τῷ] τὸ MP Ald. Bas. Chart. 15 εἴσω] ἔξω *codd. edd.*: *correxi* 16 πρὸσέτι *codd.* Ald. 20 ἐρεθιζόμεθα] ἐρεθιζομένων ἡμῶν MP *edd.* 21 αὐτῶν MP *edd.* 22 καταρήσουσι *codd.*: καθαρίσουσι Ald.: καθαιρίζουσι Bas. Chart.: καθαρίζουσι Kühn: *correxi* ἀθρόας Bas. Chart. Kühn 23 τῆς . . . φορᾶς *codd.*: τῷ σφοδρῷ τῆς . . . φορᾶς Aët.: *corr.* Ald. συνὲκβάλον? L 25 μέντοι] μὲν τῶν Bas. Chart. Kühn 26 ἰθμοειδὲς L: ἰσθμοειδὲς MP Ald. Bas. Chart.: *corr.* Kühn 27 αὐτὸ *scripsi*: αὐτ᾿ L: αὐτῷ L[2]MP: αὐτοῦ *edd.*

richtung nennt, noch beweist, daß sie existieren. Denn (die Gänge)
sind nicht nur nicht wegen etwas Nützlichem so, wie sie nach Ari-
stoteles sein sollen, sondern sie richten auch großen Schaden an, da
sie für die meiste Zeit unseres Lebens die Geruchswahrnehmung beein-
trächtigen, was doch sonst bei keiner anderen (Sinneswahrnehmung)
als zutreffend beobachtet wird. Denn wenn wir wach sind, sind sie alle
ununterbrochen in Aktion, sooft ihnen die ihnen entsprechenden
Wahrnehmungsobjekte zur Verfügung stehen. Daß also die Klappen 30
der Geruchsgänge eine unklare und unbewiesene Behauptung sind,
die auch nicht von einem einzigen Phänomen bestätigt wird, glaube
ich gezeigt zu haben.

6. Wir wollen nun im folgenden untersuchen, wie das Niesen die
Schwere im Kopf heilt. Das Niesen entsteht nämlich bei sehr heftigem
Einatmen, dem ganz schnell starkes Ausatmen folgt (mit ἐκφύσησις
bezeichne ich starkes Ausatmen). Wenn dadurch aber nichts aus dem
Gehirn entleert würde, würde dieses, außer daß die Schwere im Kopf
nicht aufhört, infolge des Niesens oft sogar noch mehr angefüllt
werden, nämlich von dem übermäßigen Hineinströmen der Luft und
darüber hinaus noch von ihrem Aufprallen. In einem solchen Zustand
befindet sich der Kopf offenbar auch, wenn man laut schreit. Und 2
tatsächlich werden auch einige Gehirnerkrankungen, z. B. besonders
Schlafsucht und Schwindelanfälle, nicht zum wenigsten durch Nies-
mittel geheilt. Aber wir werden auch, wenn wir in die Sonne schauen,
sogleich zum Niesen gereizt, da ja, wie ich glaube, von ihr die dampf-
förmige Luft im Gehirn verdrängt wird. Das Niesen verhilft aber auch
dem dicken und zähen Schleim aus dem Gehirn in reichem Maße zum
Durchbruch, indem es ihn durch das Ausstoßen der Luft mit ausstößt.
Es ist nun nicht wahrscheinlich, daß zwar beim Niesen Luft aus dem 3
Gehirn herauskommt, daß aber niemals welche hineingelangt, und
dies, wo doch viele Öffnungen in dem sogenannten siebförmigen
Knochen und der ihm von oben her aufliegenden Meninx existieren.

4 Καὶ μὴν καὶ τὸ βλάπτεσθαι παραχρῆμα καὶ πληροῦσθαι καὶ βαρύ-
νεσθαι τὴν κεφαλὴν ὑπὸ τῶν ἰσχυρῶν ὀσμῶν ⟨καὶ⟩ ἐνίοτε καὶ παραφροσύ-
ναις ἁλίσκεσθαι σημεῖόν ἐστι τοῦ φέρεσθαί τι τῆς οὐσίας αὐτῶν εἰς τὸν
ἐγκέφαλον. οὐ γὰρ δὴ κατά γε τὴν τῆς ποιότητος κοινωνίαν μόνην
5 ἀθρόως ἂν οὕτως καὶ σφοδρῶς ἐλυπεῖτο. κατὰ τὸν αὐτὸν γοῦν τρόπον
εἰκός ἐστι καὶ τὸν ὑπ' ἐγκαύσεως πονούμενον ἐγκέφαλον ὀνίνασθαι πρὸς
τῆς τῶν ῥόδων ὀσμῆς. οὐδὲν δὲ αὐτὸν ἧττον ῥόδων ὀνίνησι τηνικαῦτα
καὶ ὁ ψυχρὸς ἀὴρ εἰσπνεόμενος, ὥσπερ καὶ ὁ πάνυ θερμὸς ἱκανῶς φαίνεται
6 βλάπτων. καὶ μέντοι τῆς ἀναπνοῆς ὅλης ὑπ' ἐγκεφάλου γινομένης ἕνεκα
τοῦ φυλάττεσθαι τῆς ἐν τῇ καρδίᾳ θερμασίας τὴν συμμετρίαν εὔλογον
δή που πρώτῳ ταύτην ἑαυτῷ πορίζειν αὐτόν, ἑτοιμότατον βλάπτεσθαι
πεφυκότα πρὸς τῶν ἀμετρότερον ἤτοι θερμαινόντων ἢ ψυχόντων. πῶς
⟨οὖν⟩ οὐκ ἄν τινα πρὸς τοῦτο κίνησιν ἡ φύσις ἔδωκεν αὐτῷ σύμφυτον,
885 | ἐν μὲν ταῖς εἰσπνοαῖς ῥιπίζουσάν τε καὶ σφίγγουσαν, ἐν δὲ ταῖς ἐκπνοαῖς
ἀποχέουσαν μὲν ἐνίοτε τὸ φλεγματῶδες καὶ βλένναν καὶ κόρυζαν;
7 ἐδείχθη δὲ ἡμῖν κἀν τοῖς τῶν Φυσικῶν δυνάμεων ὑπομνήμασιν ἅπαντα
τὰ τοῦ σώματος μόρια τήν τε τῶν ἀλλοτρίων ἐκκριτικὴν ἔχοντα δύναμιν
καὶ τὴν τῶν οἰκείων ἑλκτικήν. καὶ φαίνεται δ' ἐναργῶς ἐπί τε γαστρὸς
τοῦτο καὶ μητρῶν. ἆρ' οὖν ἡ φύσις τῇ μὲν γαστρὶ δυνάμεις ἔδωκεν —
ἕλκουσαν μὲν ἑτέραν τὸ χρηστόν, ἐκκρίνουσαν δὲ ἄλλην τὸ μοχθηρόν —,
ἐγκέφαλος δὲ μόνος οὐκ ἔχει ταύτας; ἀλλὰ μένει τὰ κατὰ τὰς κοιλίας
αὐτοῦ περιττώματα, τῷ βάρει μόνῳ κάτω φερόμενα, κατὰ βραχὺ δ'
8 ἐκπίπτει ποτὲ εἰς τὰς ῥῖνας; οὔκουν οἴεσθαί γε χρή, καὶ μάλισθ' ὅταν
ὕπτιοι τύχωμεν ὅλης νυκτὸς κατακείμενοι, φθάσει γὰρ ἀποπληξία τις
ἢ κάρος ἢ ἐπιληψία συ[νι]στᾶσα τῶν κοιλιῶν αὐτοῦ πληρωθεισῶν.

6sq.] *cf. supra p.* 48,1–4 9 τῆς — 15 κόρυζαν] Orib. XXIV 6 (CMG VI 2,1 *p.* 17,32–18,1) 16 κἀν τοῖς τῶν Φυσικῶν δυνάμεων ὑπομνήμασιν] Gal. II *p.* 1–214 K. = Scr. min. III *p.* 101–257 17–19] *cf.* Gal. I 654,7 *et* 8 K. = 91,3 *et* 4 Helmr., De temperam.; [Gal.] XIX 362,17sq. K. 18 καὶ[II] — ἐναργῶς] Orib. XXIV 6 (CMG VI 2,1 *p.* 18,1sq.) 23 οὔκουν — 25 πληρωθεισῶν] Rhazes, Lib. continens XXV (Parisin. 6912[e] *f.* 150[v] *col. sinistr.*)

1 τῷ *codd.* Ald. Bas. Chart.: *corr.* Kühn 2 καὶ ἐνίοτε καὶ *scripsi:* ἐνίοτε καὶ *codd.* Ald. Bas. Chart.: καὶ ἐνίοτε Kühn 6 ἐκκαύσεως *codd. edd.*: *corr.* Schubring ὀνήσασθαι MP Ald. Bas. Chart. 7 αὐτὸς MP Ald. 8 εἰς πέρμενος MP ἱκανὸς *edd.* 9 βλάπτειν Kühn 11 πρώτῳ *scripsi*: πρῶ L: πρώτην MP *edd.* ἑαυ L: ἑαυτῶν MP Ald.: *om. cett. edd.*: *corr.* Corn. αὐτόν *scripsi*: αὐτ (*sic!*) L: αὐτῷ MP Ald.: αὐτῷ *cett. edd.* 12 πεφυκότι *codd. edd.*: *correxi* τὸν *codd.*: *corr.* Ald. ἀμετροτέρων *edd.* 13 οὖν οὐκ ἂν *sec.* Orib. *scripsi*: οὐκ ἂν L: οὐκ ἓν M: ἓν P: οὖν Ald.: οὗ *cett. edd.* 14 σφύγγουσαν MP: σφύζουσαν *edd.* ἐκπνοαῖς] εἰσπνοαῖς MP 15 τὸ φλεγματῶδες] πνεῦμα φλογῶδες Orib. 16 τοῖς] ταῖς *codd.* Ald.: *corr.* Bas. φυτῶν P(*in mg.* φυσικῶν) *edd.* 20 ἕλκουσαν ... ἑτέραν *ex* ἕλκουσα ... ἑτέρα *corr.* L ἑτέρα MP 21 τὰς *scripsi*: τῆς *codd. edd.* 25 συστᾶσα *cum* Charterio *scripsi*

Daß starke Düfte dem Kopf augenblicklich Schmerzen verursachen, 4
ihn anfüllen und beschweren, bisweilen sogar Geistesstörungen hervor-
rufen, ist ebenfalls ein Beweis dafür, daß ein Teil ihrer Substanz in
das Gehirn gelangt. Denn das Gehirn könnte nicht nur auf Grund der
gleichen Beschaffenheit in einem so starken und heftigen Maße in
Mitleidenschaft gezogen werden. In gleicher Weise ist nun zu erwarten, 5
daß der Duft von Rosen hilft, wenn das Gehirn infolge von Hitze-
einwirkungen schmerzt. Um nichts weniger als Rosen hilft dann
auch eingeatmete kalte Luft, wie andererseits sehr warme offenbar
ziemlich schadet. Und wenn tatsächlich die ganze Atmung vom 6
Gehirn aus stattfindet, um das richtige Maß der Wärme im Herzen
zu bewahren, so ist es doch wohl verständlich, daß sich das Gehirn
als erstes dieses (richtige Maß) verschafft, da es von Natur aus am
leichtesten durch übermäßige Erwärmung oder Abkühlung Schaden
nimmt. Warum sollte die Natur ihm nun nicht eine Eigenbewegung
dafür gegeben haben, die beim Einatmen abkühlt und zusammenzieht
und beim Ausatmen bisweilen die verschiedenen Arten von Schleim
ausstößt? Wir haben auch in der Schrift „Über die natürlichen Kräfte“ 7
gezeigt, daß alle Körperorgane die Fähigkeit besitzen, fremde Stoffe
auszuscheiden und ihnen gemäße aufzunehmen, und zwar tritt diese
Erscheinung deutlich hervor beim Magen und bei der Gebärmutter.
Sollte nun die Natur dem Magen Fähigkeiten gegeben haben – eine,
die das Nützliche aufnimmt, und eine andere, die das Schädliche ab-
stößt –, das Gehirn allein aber hat diese nicht? Bleiben vielmehr die
Exkremente in seinen Ventrikeln an ihrem Platz, und gelangen sie
nur allmählich irgendwann einmal in die Nase, indem sie sich allein
durch ihr Gewicht nach unten bewegen? Dies darf man keineswegs 8
annehmen, denn, zumal wenn wir die ganze Nacht hindurch auf dem
Rücken liegen, würden sich ein Schlaganfall, Ohnmacht oder ein
epileptischer Anfall einstellen, weil die Gehirnventrikel angefüllt sind.

886 ἀνατιτράμενοι γοῦν πολλοὶ παραχρῆμα καρώδεις γίνονται | τῶν ὑπηρετουμένων τοῖς χειρουργοῦσιν ἀμετρότερον ἐνίοτε θλιψάντων τὰς κατὰ τὸν ἐγκέφαλον κοιλίας. καίτοι τί λέγω; †κοιλίας† ⟨. . .⟩

1–3] *cf.* Gal. VIII 232,15–233,1 K. (*cf.* Gal. V 185,13–186,6 K. = 141,13–142,5 Müller)

1 ἀνατιτραμένοις *edd.* πολλοὶ *scripsi*: πο^{λλ} L: πολλὰ MP: πολλάκις *edd.* καρώσεις MP *edd.* 3 καίτοι] καῖ' L: καί τι MP: *corr.* Ald. κοιλίας] κοιλι *e ras.* L[2] *lacunam indicavi*: λείπει *in mg.* L[2] (*v. comm. p. 98–100*) τελος Γαληνοῦ περὶ ὀσφήσεως (*sic!*) ὀργάνων *subscr.* M

Werden doch schon viele, deren Schädel aufgebohrt wird, augenblicklich ohnmächtig, wenn die Assistenten der Chirurgen die Gehirnventrikel zu sehr pressen. Doch was rede ich? . . .

KOMMENTAR

1. Einzelinterpretation

30,1–32,21: In allen drei Handschriften steht unmittelbar vor dem Text, den die Ausgaben bieten, noch ein zweiter, allerdings kurzer Traktat über den gleichen Gegenstand, der im Laurent. denselben Titel trägt wie die gedruckte Schrift und als dessen Verfasser ebenfalls Galen genannt wird. Im Marcian. und Parisin. fehlen dagegen Titel und Verfassername. Es erhebt sich nun die Frage nach dem Verhältnis dieser beiden Schriften zueinander. Das Problem wird dadurch erschwert, daß beide Abhandlungen offenkundig nur bruchstückhaft überliefert sind: Der ungedruckte Abschnitt hört mit einer allgemeinen Erörterung der Gehirnnerven auf, ohne daß auf die Geruchsnerven bzw. den Teil des Gehirns, dem die Funktionen der Geruchsnerven zugeschrieben werden, eingegangen wird, was bei der Themastellung doch unbedingt zu erwarten wäre, zumal auf die Seh- und Geschmacksnerven ausdrücklich Bezug genommen wird. In der gedruckten Schrift ist das Fehlen des Schlusses noch auffälliger. An dieser Stelle soll jedoch nicht näher darauf eingegangen werden, da diese Frage am Schluß der Einzelinterpretation ausführlich erörtert wird.

Es steht fest, daß wir den gedruckten Text als echt Galenisch betrachten dürfen. Zwar fehlt in den Schriftenverzeichnissen Galens in De prop. lib. und in De ord. lib. suor. (Scr. min. II p. 91–124; 80–90 Müller) der Titel unserer Schrift, sie wird aber von Galen selbst in De loc. aff. (VIII 215,3f. K.) und in De plac. (V 628,15 K. = 626,15 Müller) zitiert und von Ḥunain ibn Isḥāq in seiner Galenbibliographie unter den echten Schriften Galens angeführt.[1] Die dort von Ḥunain geäußerte Ansicht, unsere Schrift stelle eine Ergänzung zu De usu part. dar, wird – unabhängig von jenem – auch von Ilberg unter Hinweis auf die teleologische Naturbetrachtung in beiden Schriften vertreten, der sie zeitlich zwischen De facult. natural. und dem zweiten Teil von De plac. einordnet[2], also in die Zeit zwischen 169 und 180 n. Chr.[3]

[1] Siehe G. Bergsträßer, Ḥunain ibn Isḥāq, S. 22 Nr. 48 und Ders., Neue Materialien, S. 93.

[2] RhMus 47, S. 508f.

[3] Vgl. dazu K. Bardong, Beiträge zur Hippokrates- und Galenforschung (Nachr. Akad. Göttingen, phil.-hist. Kl. 1942, Nr. 7, S. 633).

Für die Echtheit der Schrift spricht ferner ihr Stil, der sich durch flüssige Satzperioden auszeichnet (z. B. 38,4–8 oder 54,7–13), die für den Attizisten Galen ebenso typisch sind wie die – auch in der vorliegenden Abhandlung – beachtete Hiatvermeidung[1]. Auch der Sprachgebrauch weist keine Besonderheiten gegenüber dem sonstigen Wortschatze Galens auf.[2] Darüber hinaus dürfen noch die für Galen charakteristischen Selbstzitate, die sich auch in unserer Schrift an zwei Stellen finden (58,2 f. ἐν τοῖς Περὶ χρείας μορίων und 62,16 κἀν τοῖς τῶν Φυσικῶν δυνάμεων ὑπομνήμασιν), als Echtheitskriterium gelten.[3]

Es ist unwahrscheinlich anzunehmen, Galen habe noch eine zweite Schrift unter dem gleichen Titel verfaßt. Vielmehr drängt sich die Vermutung auf, der ungedruckte Text sei eine Art résumé des längeren Traktats, entweder von Galen selbst oder einem Späteren zusammengestellt. Einige fast wörtliche Anklänge, besonders am Anfang beider Schriften (30,6 f. = 34,3 f. und 30,8–10 = 34,6–8), könnten dafür sprechen und ebenso auch der Stil des kürzeren Textes, der durch seinen auffallend häufigen Gebrauch von Antithesen den summarischen Charakter dieses Abschnittes deutlich zutage treten läßt. Aber die Tatsache, daß die kurze Fassung in bestimmten Punkten ihrer Darstellung ausführlicher ist als der gedruckte Text (man vgl. 32,7–21 mit 38,21–23), macht es unmöglich, daß dieser seine Vorlage gewesen ist, wenn man nicht annehmen will, daß eine nochmalige umfassendere Erörterung des an der angegebenen Stelle Ausgeführten im verlorenen Schluß erfolgt sei, was jedoch ziemlich ausgeschlossen erscheint, da dieser sachlich keinen Ausgangspunkt dafür bot. Gegen die Abhängigkeit spricht ferner der gegenüber der längeren Schrift –

[1] Hiate wie beispielsweise τούτῳ ἄλλα, καὶ ἐξ und δὲ ὁπόταν (44,24.25 u. 26) widersprechen dem nicht, da sie auch sonst bei Galen, der sie offenbar nicht als echte Hiate empfunden hat, vorkommen, wie Marquardt (Scr. min. I p. L–LV) gezeigt hat. Auch der dort nicht aufgeführte Hiat nach ἡνίκα (z. B. ἡνίκα εἰς S. 44,26) scheint zu den bei Galen „erlaubten" Hiaten zu gehören (vgl. Epid.-Komm., CMG V 10, 1 S. 88, 15 und Prorrh.-Komm., CMG V 9, 2 S. 111, 14).

[2] Eine Ausnahme bildet das Wort εὐδιαίτητος = „leicht zu entscheiden" (58,15), das nach Ausweis der Lexika nur noch bei Strabon belegt ist. Seine Bildung (es ist abgeleitet von διαιτᾶν in der Bedeutung „entscheiden") ist durchaus korrekt und entspricht dem ebenfalls seltenen, aber von Galen gebrauchten Wort εὐδιάκριτος (I 317, 8 K.; vgl. auch εὐδιάλυτος CMG V 9,1 S. 379, 17). Da Galen offensichtlich Wortbildungen dieser Art nicht abgeneigt war, dürfte auch die Singularität des Wortes εὐδιαίτητος die Echtheit unserer Schrift nicht in Frage stellen. (Als Vergleichsmaterial wurden die bisher gedruckten Galen-Indices sowie die im CMG-Archiv befindlichen handschriftlichen Register zum De articulis-, De fracturis- und De off. med.-Komm. benutzt.)

[3] Weitere Hinweise auf eigene Schriften, die aber nicht eindeutig identifiziert werden konnten, finden sich 38,13. 42,8. 44,4. 52,11 f. u. 58,13.

nicht aber vom Galenischen Wortschatz – abweichende Sprachgebrauch des ungedruckten Stückes, in dem eine erstaunlich große Anzahl von Wörtern begegnet, die der gedruckte Text nicht kennt (z. B. ἀντίληψις, ὑπομένειν, ὕπαρξις, εὐπετής, ὑψοῦν, νήπιον). Denn von einem Exzerpt sollte man doch wohl erwarten, daß im wesentlichen die Terminologie der Vorlage erhalten bleibt. Es erscheint mir aber wegen des eben erwähnten antithetischen Stiles dennoch sehr wahrscheinlich, daß wir es in dem kürzeren Abschnitt mit einem Exzerpt zu tun haben, vielleicht mit einem Stück aus dem vierten Buch von Galens nicht erhaltenen Ἐπιτομαί der „Anatomie" des Marinos. Wie Galen in seiner Schrift De prop. lib. sagt, ist dort auch das 19. Buch des Marinos referiert worden, in welchem die Rede gewesen sei περὶ τῶν ἀπ' ἐγκεφάλου πεφυκότων νεύρων καὶ περὶ ὀσφρήσεως καὶ πόθεν ἄρχεται τὸ αἰσθητήριον αὐτῆς ... (Scr. min. II p. 108,10–13), was mit dem Inhalt unseres Textstückes ausgezeichnet übereinstimmt. Nur der Einleitungssatz würde dieser Annahme widersprechen, da hier ausdrücklich hervorgehoben wird, daß im folgenden keine A n a t o m i e des Riechorgans zu erwarten sei, sondern lediglich die Beschreibung des physiologischen Vorganges des Riechens, was ja tatsächlich der Fall ist, was aber auch auf den von Galen skizzierten Inhalt des 19. Buches von Marinos zutrifft. Aber wäre es nicht denkbar, daß der vorliegende ungedruckte Text seine jetzige Gestalt zwei zeitlich auseinanderliegenden Bearbeitungen verdankt? In einem ersten Arbeitsgang, der schon relativ früh anzusetzen ist, da bereits Ḥunain die Ἐπιτομαί nicht mehr gekannt hat[1], könnte der Text ὄσφρησιν μὲν (30,6) – ἐκποριζόμενα σκληρά (32,21) aus Galens Epitome aus inhaltlichen Gründen herausgenommen und ohne Quellennachweis neben Galens Schrift De instr. odor., ebenfalls unter seinem Namen, weiter tradiert worden sein. Ein späterer Bearbeiter hätte dann, ohne die Herkunft des Stückes zu kennen, in Anlehnung an den Titel der größeren Schrift gleichen Inhalts die Überschrift nachgetragen und auch den Einleitungssatz zugefügt, vielleicht weil er es wegen der Mehrdeutigkeit des Titels für notwendig erachtete, der Abhandlung eine genaue Themastellung voranzuschicken. Wenn es sich bei unserem Abschnitt wirklich um ein Textstück handelt, das aus einem größeren Zusammenhang herausgenommen wurde, so würde sich damit auch der unvermittelte Schluß gut erklären lassen, wobei allerdings die Frage offen bleiben muß, ob er auf die Ungeschicklichkeit des Exzerptors zurückzuführen ist oder ob in Galens Epitome auf Grund der andersartigen Themastellung tatsächlich nichts mehr folgte, was in ein Exzerpt über das Thema „Riechorgan" zu gehören schien.

[1] Siehe G. Bergsträßer, Ḥunain ibn Isḥāq, S. 16 Nr. 22.

30,5: ἀνάληψις = „Aufnehmen von Sinneseindrücken“ kommt bei Galen nicht vor und ist nach Ausweis der Lexika auch sonst nirgends belegt. Da auch das Verb ἀναλαμβάνειν in dieser Bedeutung nicht gebraucht wird, wird man wohl kaum annehmen dürfen, daß der Verfasser unseres Textes mit dem abwechselnden Gebrauch von ἀνάληψις und ἀντίληψις zur Bezeichnung ein und desselben Vorganges[1] eine Variierung des Ausdrucks beabsichtigt habe. Vielmehr dürften die in den codd. überlieferten Formen ἀναλήψεως und Z. 7 ἀνάληψιν (hier nur in L; MP bieten das von L² über der Zeile zugefügte διάγνωσιν, das zur Angleichung des Textes aus dem gedruckten Text übernommen wurde und nicht dazu dienen sollte, ein ungebräuchliches Wort durch ein bekanntes zu ersetzen), als Schreiberversehen (die Präpositionen ἀντί und ἀνά können leicht verwechselt werden) zu werten sein, und man wird an ihrer Stelle ἀντιλήψεως bzw. ἀντίληψιν in den Text aufnehmen.

30,5: πρῶτον μόριον ist hier nicht als philosophischer Terminus im Sinne von τὸ ἡγεμονικόν oder etwas Ähnlichem zu verstehen, sondern soll das eigentliche, das wichtigste Organ der Geruchswahrnehmung bezeichnen, d. h. also nicht das Organ, welches die Geruchsstoffe als erstes aufnimmt – das wäre die Nase –, sondern das, welches letzten Endes die Geruchswahrnehmung bewirkt, nämlich das Gehirn, bzw. die vorderen Gehirnventrikel. (Vgl. Gal. VII 86,8f. K. Hier wird der Kristallkörper – nach Galen der wahrnehmungsfähige Teil des Auges[2] – als πρῶτον ὄργανον αἰσθητικόν bezeichnet, den Galen sonst auch κυριώτατον ὄργανον nennt, s. z. B. oben S. 42,8f.)

30,5f.: τί δὲ τὸ πρῶτον μόριον τῆς ὀσφρήσεως ἀντίληψις γίγνεται lesen die Hss. In dieser Form dürfte der Text aber korrupt sein, da zwei Nominative asyndetisch nebeneinanderstehen, von denen doch nur einer Subjekt zu γίγνεται sein kann. Um diese Verderbnis zu heilen, bestünde die Möglichkeit, ἀντίληψις in einen von μόριον abhängigen Genetiv zu ändern, wobei allerdings die Verbindung τῆς ὀσφρήσεως ἀντιλήψεως sprachlich sehr unschön wäre. Auch würde γίγνεται als Verb zu τί δὲ τὸ ... μόριον nicht sehr glücklich sein. Es hindert dagegen nichts, das ἐστι aus dem ersten Teil des Fragesatzes auch als Prädikat in dem zweiten Teil dem Sinne nach zu ergänzen, so daß dann γίγνεται als durchaus passendes Verb zu ἀντίληψις gehören würde. Man braucht jetzt nur noch ἐν ᾧ (vgl. S. 50,5) – es könnte durch Haplographie nach -ον ausgefallen sein – oder etwas Ähnliches vor τῆς ὀσφρ. hinzuzufügen und erhält so einen jedenfalls verständlichen Text.

[1] Es handelt sich immer um das Aufnehmen bzw. Wahrnehmen der Geruchsstoffe (vgl. auch Z. 10 ἡ ἀντίληψις τῶν ὀσφραντῶν).

[2] Vgl. unten S. 84 zu 42,8.

30,13–32,1: εἰ δὲ μὴ ... τὰ ... πάθη συνίστανται, ἐμφανὲς ἐκ τοῦ μὴ ... ἀφικνεῖσθαι ... bieten die codd. Die Konstruktion ἐμφανές (sc. ἐστιν), εἰ (= es ist klar, daß) dürfte jedoch wohl kaum möglich sein, und man wird daher am zweckmäßigsten in Analogie zu dem vorhergehenden δῆλον, ὅτι das störende εἰ in ὅτι ändern, wodurch außerdem die vom Autor vielleicht beabsichtigte Antithese ὅτι μὲν ..., δῆλον ἐκ τοῦ μὴ ... ὅτι δὲ ... ἐμφανὲς ἐκ τοῦ μὴ wiederhergestellt ist. Daß der so entstandene ὅτι-Satz mit μὴ verneint wird, bedeutet keinen Hinderungsgrund, s. unten S. 50,19; vgl. Kühner–Gerth, Griech. Gramm. II, S. 187,3.

30,13f.: Was Galen mit den ἀποφύσεις τῶν προσθίων ἐγκεφάλου κοιλιῶν gemeint hat, ist keineswegs eindeutig. Fest steht nur, daß er sie nicht als Nerven ansieht und daher auch nicht als das I. Paar der Gehirnnerven (so die Nomenklatur der modernen Medizin, s. Th. Beck, Die Galenischen Hirnnerven in moderner Beleuchtung, in: Arch. Gesch. Med. 3, 1910, S. 114) bezeichnet, sondern dem Nervus opticus diesen Platz zuweist (s. Simon, Gal. Anat. II, S. 178 und De nerv. dissect., II 833,9f. K.; vgl. dagegen Simon, Gal. Anat. II, S. 172, wo Galen in Frage stellt, ob die Ausbuchtungen des Gehirns, die sich zu den Nasenhöhlen erstrecken, als Nerven zu werten sind oder nicht).[1] Seinen Beschreibungen nach handelt es sich bei diesen ἀποφύσεις um hohle Gänge, die sich, in der Art eines Kegels zu ihrem Ende hin sich verjüngend, von den vorderen Gehirnkammern (= Ventrikel I und II) bis zu den Nasenhöhlen, d. h. also bis zur Siebbeinplatte, hinunterziehen und sich in nichts von den Ventrikeln unterscheiden (vgl. De nerv. dissect., II 832,1–6 K.; De usu part. VIII 6 = I 463,25f. Helmr.; Simon, Gal. Anat. II, S. 170). Dieselben Gebilde beschreibt Galen auch im IX. Buch seiner Anatomie: „... wie das untere Ende eines jeden der beiden vorderen Ventrikel zu je einer der beiden Nasen-

[1] Im Unterschied zur modernen Medizin, die 12 Hirnnerven kennt, zählte Galen insgesamt nur 7. Ihre Numerierung und Entsprechungen sind folgende:

πρώτη	συζυγία	=	N. opticus (II)
δευτέρα	„	=	N. oculomotorius (III)
τρίτη	„	} =	N. trigeminus (V)
τετάρτη	„		
πέμπτη	„	= {	N. facialis (VII) N. vestibulocochlearis (VIII)
ἕκτη	„	= {	N. glossopharyngeus (IX) N. vagus (X) N. accessorius (XI)
ἑβδόμη	„	=	N. hypoglossus (XII)

Diese Aufstellung zeigt, daß Galen die Nervenpaare I (N. olfactorius), IV (N. trochlearis) und VI (N. abducens) nicht als solche erkannt hat und daß ihm auch bei dem Verfolgen der übrigen beträchtliche Irrtümer unterlaufen sind (s. Beck, a. a. O., S. 111–114).

höhlen geht, einem hohlen Horne ähnlich in seinem oberen Teile weit beginnend und sich dann stetig verengernd" (Simon, Gal. Anat. II, S. 3) und: „... wie die Ausläufer der beiden vorderen Ventrikel sich nach den Nasenhöhlen hin erstrecken" (Simon, Gal. Anat. II, S. 4). Es ist infolgedessen falsch, wenn Simon (a. a. O., S. 244 Anm. 18) zwischen beiden unterscheidet und glaubt, Galen habe nach den Begriffen der heutigen Anatomie mit den ersteren die Ausläufer der Vorderhörner (Cornua anteriora) gemeint (vgl. a. a. O., S. 244 Anm. 14) und mit den letzteren die Riechlappen (Bulbi olfactorii). Wenn man diese eigenartigen „Riechnerven" jedoch unbedingt mit einem modernen Terminus bezeichnen will, so kommt allerdings nur der Bulbus olfact. in Frage, da ja nur er sich tatsächlich bis zur Siebbeinplatte hinunterzieht und da nur auf ihn zutrifft, daß seitwärts von ihm der Augennerv entlangführt (s. De nerv. dissect., II 832,6f. K. und Simon, Gal. Anat. II, S. 7). Man muß sich dabei aber immer vor Augen halten, daß Galen eine andere und, wir dürfen ruhig sagen, falsche Vorstellung von der Struktur des „Bulbus olfact." hatte, da er ihn nicht als Nervenkomplex, sondern als hohlen Körper sah, wenn ihm auch selbst – wie wir eben gesehen haben – bisweilen Zweifel daran kamen.[1]

30,15–32,5: Wenn auch die Vorstellung falsch ist, daß ein Teil der eingeatmeten Luft ins Gehirn gelangt, so ist doch an der Behauptung etwas Wahres, daß bei oberflächlichem Einatmen nicht unbedingt eine Geruchswahrnehmung erfolgt. Die Gründe dafür sind folgende: Das Riechepithel nimmt nur einen verhältnismäßig kleinen Teil der Regio olfactoria in der Nase ein, damit es wegen seiner großen Empfindlichkeit auf diese Weise gegen das Auftreffen einer hohen Konzentration der Riechstoffe geschützt ist. Deshalb findet also eine Riechwahrnehmung erst dann statt, wenn die Luft auch in den oberen Teil der Nase gelangt. Das geschieht nun nicht so sehr durch tiefes Einatmen, wie Galen glaubte, sondern durch das Hin- und Herbewegen der Luft, d. h. also beim Schnüffeln (s. Rein – Schneider, Einführung in die Physiologie des Menschen, 12. Aufl., Springer 1956, S. 575).

32,1 f.: Der Satz ταῦτά τοι – σαφῶς ist in den Hss. völlig korrupt überliefert, so daß es schlechthin unmöglich ist, einen einigermaßen

[1] Es ist nicht ganz ungefährlich, wenn man, wie es in der neueren Forschung zuweilen geschieht, Bezeichnungen aus der modernen Gehirnanatomie auf die von Galen dargestellten Gehirnteile überträgt – in unserem Falle „Bulbus olfact." –, ohne nachdrücklich auf die zum Teil beträchtlichen Unterschiede zwischen den damaligen und heutigen Vorstellungen von dem jeweiligen Organ hinzuweisen (so z. B. W. Creutz, Die Neurologie des 1.–7. Jhdts. n. Chr., Leipzig 1934, S. 87, und die in dieser Abhandlung zitierte Liter.), weil dadurch die tatsächlichen Kenntnisse der antiken Ärzte in der Anatomie nur zu leicht überbewertet werden (vgl. auch K. Deichgräber, Περὶ σαρκῶν, S. 51 Anm. 2: „Man muß mit der Anwendung moderner anatomischer Begriffe sehr vorsichtig sein.").

lesbaren Text herzustellen. Der Versuch, ihn sinngemäß zu rekonstruieren, wird auch noch durch den eigentümlichen Stil dieses Abschnittes erschwert, demzufolge beinahe in jedem Satz ein neuer Gedanke auftaucht, der sich keineswegs immer folgerichtig aus dem vorher Gesagten ergibt. Daher ist auch im vorliegenden Falle kaum zu entscheiden, was in diesem Satz tatsächlich gesagt worden ist. Wie in der Übersetzung angedeutet wurde, möchte ich vermutungsweise annehmen, daß etwas darüber mitgeteilt wurde, daß beim Einatmen ein Teil der Luft in das Gehirn kommt, eine Behauptung, die dann im folgenden Satz durch experimentelle Beispiele bewiesen wird. Das einzige, was sich mit einiger Sicherheit korrigieren läßt, ist die Form ἀποδεχόμενα, die sehr wahrscheinlich aus ἀποδεχόμεθα verschrieben ist. Denn das Part. neutr. des medialen Verbums ἀποδέχεσθαι = „annehmen, aufnehmen", zumal in Verbindung mit dem Adverb σαφῶς, dürfte kaum möglich sein, während es auf Personen bezogen durchaus sinnvoll wäre. Hinzu kommt noch, daß sich die Verschreibung der 1. Pers. Pl. in das Neutrum des Part. Med. auch sonst in L findet (vgl. 56,7 ὑποτιθέμενα für ὑποτιθέμεθα).

32,3–5: Galen hat also, im Gegensatz zu einigen älteren Ärzten, die die Bewegung des Gehirns richtig als Auswirkung der Gefäßpulsation erkannt hatten (s. De puls. diff. IV = VIII 700f. K.), diese nicht nur als eigenständige Gehirnbewegung bezeichnet, sondern sogar noch die Bewegung des Brustkorbes auf das Gehirn zurückgeführt (s. oben S. 44,22–29); vgl. Simon, Gal. Anat. II, S. 249 Anm. 58.[1] Galens Äußerungen über die Art der Gehirnbewegung in unserer Schrift scheinen sich zu widersprechen. Hier und S. 54,24–27 sagt er, das Gehirn dehne sich beim Einatmen aus, während er S. 44,27–29 (vgl. 62,14) behauptet, Luft könne nur dann ins Gehirn gelangen, wenn dieses sich zusammenziehe. Die erste Behauptung gründet sich an der vorliegenden Stelle auf Erfahrungen, die Galen bei Schädeltrepanationen gewonnen hatte, S. 54 ergibt sie sich auf Grund eines Analogieschlusses und wird mit dem Gesetz des horror vacui[2] erklärt, das besagt, daß durch das Sich-Ausdehnen des Gehirns erst ein leerer Raum geschaffen werden muß, damit neue Luft aufgenommen werden kann. Ebenfalls auf dem Gesetz des horror vacui beruht die zweite Theorie

[1] Die Annahme von Th. Meyer-Steineg, Stud. zur Phys. d. Gal., S. 216 Anm. 6, daß Galen selbst zu der Annahme neige, die Gehirnpulsation sei eine abhängige Bewegung, scheint mir unberechtigt, weil Galen an der angegebenen Stelle aus De puls. diff. lediglich die Anschauungen älterer Ärzte referiert. Sie wird auch nicht durch Anat. adm. IX (Simon, Gal. Anat. II, S. 14) gerechtfertigt, wo Galen die Gehirnbewegung nur mit dem äußeren Erscheinungsbild der Gefäßpulsation vergleicht, ohne auch nur anzudeuten, daß die Bewegung des Gehirns durch die Pulsbewegung verursacht sein könnte.

[2] Siehe unten S. 84 f. zu 44,6.

von der Gehirnbewegung, jedoch ist die Voraussetzung eine andere, da dort zwischen den Gehirnhöhlen und der Gehirnmasse unterschieden wird. Wenn es daher heißt, das Gehirn ziehe sich zusammen, um Platz zu schaffen für die von außen kommende Luft, so will Galen damit nur sagen, daß die Gehirnmasse zusammengedrängt wird, daß aber die Hohlräume, die die Luft aufnehmen, dadurch vergrößert werden. Das spricht m. E. nicht dagegen, daß das Gehirn als Ganzes beim Einatmen, wegen des stärkeren Luftandranges, trotzdem eine Ausdehnung seines Gesamtvolumens erfahren bzw. sich heben kann, wie es an den ersten beiden Stellen beschrieben ist, so daß dann der Zwischenraum zwischen Schädelknochen und Gehirnkörper ausgefüllt wird (vgl. Simon, Gal. Anat. II, S. 11 „. . . daß das Gehirn an Umfang geringer ist als der Innenraum des Schädels").

32,6f.: Hier wird, ähnlich wie in der Aristotelischen Schrift De part. anim. (639 b 8–10), zwischen der Untersuchung der φαινόμενα und der rein theoretischen Spekulation unterschieden. Zu den φαινόμενα werden alle Erscheinungen am lebenden Organismus gerechnet, die sich experimentell nachweisen lassen. So erfährt man z. B., wie hier gezeigt wird, durch verschiedene Atmungsversuche, wann und wo die Geruchswahrnehmung erfolgt und daß sich das Gehirn bewegt. Der theoretischen Überlegung dagegen bleibt es überlassen, die nicht durch Versuche nachweisbaren Eigenschaften der Körperorgane zu erschließen, um so die auf Grund von Experimenten gefundenen Ergebnisse zu ergänzen oder auch nur zu bestätigen, wie die folgenden Ausführungen des Verfassers zeigen: Nur zum Empfinden geeignete Körper können von irgendwelchen Eindrücken gereizt werden. Alle empfindsamen Körper sind weich, also können nicht die knorpligen oder knochigen Bestandteile der Nase Träger der Geruchswahrnehmung sein, sondern nur die weichen Gehirnteile; damit wäre die Richtigkeit der experimentell gewonnenen Erkenntnis, die Geruchswahrnehmung könne nur in den Ausläufern der vorderen Gehirnventrikel stattfinden (30,13f.), erwiesen.

32,10f.: Da es sachlich unmöglich ist, daß die Infinitive θλᾶσθαι und διαιρεῖσθαι – so die Hss. – von εὔπετὲς . . . οὐκ ἂν εἴη abhängig sind, wird man wohl annehmen dürfen, daß sie unter dem Einfluß des folgenden Infinitivs ἀλλοιοῦσθαι verschrieben wurden und an ihrer Stelle die Formen θλᾶται und διαιρεῖται im Text zu lesen sind.

32,13–15: Es handelt sich hier um die Einteilung in sensible (μαλακά) und motorische (σκληρά) Nerven.

32,15–17: Die Worte τοῖς μὲν γὰρ–τὴν ὕπαρξιν enthalten in den Hss. neben dem Influenzfehler τὴν ἀντίληψιν für ἡ ἀντίληψις (verschrieben unter dem Einfluß des folgenden τὴν ὕπαρξιν) auch noch eine Lücke. Und zwar fehlt einmal in dem zweiten Teil des Satzes das Verb, von dem der Akk. τὴν ὕπαρξιν abhängig ist, und zum anderen ist der dem ἐν τῷ πάσχειν respondierende Infinitiv nach ἐν δὲ τῷ ausgefallen. Entsprechend der Gegenüberstellung von τῷ δρῶντι und πάσχειν Z. 7 und 8 möchte ich vorschlagen, auch an dieser Stelle den Infinitiv δρᾶν zu ergänzen, und als Verbum käme vielleicht ἔχει in Frage, so daß τὰ δὲ κινήσειν μέλλοντα οὐκ ἐν τῷ πάσχειν, ἐν δὲ τῷ ⟨δρᾶν ἔχει⟩ τὴν ὕπαρξιν zu lesen wäre.

32,19: Die den Textzusammenhang störenden Worte καὶ χαλαρὰ ὄντα scheinen eine erklärende Randnotiz zu μαλακά zu sein, die erst nachträglich in den Text gelangte und daher zu streichen ist.

Bevor wir uns der Interpretation einzelner Probleme des nun folgenden Textabschnittes zuwenden, wollen wir noch ein kurzes Wort zu seinem Inhalt und Aufbau sagen. In der Form, wie sie uns heute überliefert ist, zerfällt die Schrift in zwei Teile. In ihrem ersten Teil (Kap. 1–4) wird gezeigt, daß nur die Ausläufer der „vorderen" Gehirnventrikel als das Organ der Geruchswahrnehmung in Frage kommen, während der zweite Teil (Kap. 5 und 6) dazu dienen soll, die in den vorangegangenen Kapiteln aufgestellte Behauptung zu erhärten und sie als die einzig mögliche Lösung des Problems zu erweisen.

Nach einer allgemeinen Einführung in den zu behandelnden Gegenstand im 1. Kapitel folgt im 2. Kapitel ein kurzer Überblick über den anatomischen Bau der Nase und ihrer näheren Umgebung. Die Erwähnung des Os ethmoidale und der Öffnungen in der Dura mater veranlaßt Galen zu einem ersten Exkurs über die Ausscheidung der Gehirnexkremente, und die Besprechung der Nerven in der Nasenschleimhaut gibt ihm Gelegenheit zu einem zweiten über die quantitativen Unterschiede zwischen den Nerven der einzelnen Sinnesorgane und die Entsprechung der Konsistenz der Wahrnehmungswerkzeuge mit der ihrer Objekte. Anhand des anatomischen Befundes beginnt dann im 3. Kapitel die eigentliche Untersuchung des instrumentum odoratus. Sie steht unter einem doppelten Aspekt: Zuerst wird die Frage gestellt, ob die Teile der Nase, das Nasenbein, die Nasenschleimhaut und die in ihr befindlichen Nerven, auf Grund ihrer substantiellen Beschaffenheit zur Geruchswahrnehmung tauglich sind. Diese Fragestellung bietet Galen wiederum die Möglichkeit zu einer ausführlichen Diskussion über die unterschiedliche Qualität der sensiblen Nerven und der einzelnen Sinnesorgane. Der zweite Gesichtspunkt, der Galen bei der Erforschung des Riechorgans leitet, sind die physiologischen Vorgänge bei der Geruchswahrnehmung. Die Tatsache, daß Geruchsempfindung immer mit Einatmen verbunden ist und daher nicht vornan in der Nase stattfinden kann, läßt ihn auch Gaumen, Kehlkopf und Luftröhre auf ihre Tauglichkeit zur Geruchswahrnehmung untersuchen. Weil diese aber ebenso wie die Teile der Nase auf Grund ihrer substantiellen Beschaffenheit ausscheiden müssen, gelangt Galen im 4. Kapitel schließlich zu den Ausläufern der vorderen Gehirnventrikel, die – wie Galen nachweisen kann – die Voraussetzungen des Geruchsorgans, nämlich Atmung und dampfartige Substanz, voll erfüllen. Damit, sollte man meinen, sei das Ende der Schrift erreicht. Aber nicht so Galen. Am Schluß des 4. Kapitels führt er vier weitere Beweise für die Richtigkeit seiner Behauptungen an, deren Ausführung mit der für Galen charakteristischen Umständlichkeit und Weitschweifigkeit den zweiten Teil der Abhandlung, der dem ersten an Umfang keineswegs nachsteht, ausmacht.

Galen beginnt mit dem vierten Beweispunkt, dessen Darstellung das ganze 5. Kapitel füllt. Es handelt sich hierbei um einen negativen Beweis, denn er besagt, die Tatsache, daß Geruchswahrnehmung nur beim Einatmen erfolgt, widerlegt am schlagendsten die Annahme, das Geruchsorgan befinde sich in der Nasenschleimhaut. Diese Ausführungen sind mit einer Kritik an Aristoteles verbunden, der in der Nasenschleimhaut Gänge angenommen hat, denen die Funktion der Geruchswahrnehmung zufällt, und die Unerläßlichkeit des Einatmens bei der Geruchswahrnehmung damit erklärte, daß die von ihm postulierten Geruchsgänge durch Deckel verschlossen seien und diese von der eingeatmeten Luft geöffnet würden. Diese Aristotelische Theorie versucht Galen mit vier Gegenargumenten zu entkräften: 1. Die hypothetischen Deckel würden auch ohne Einatmen vom bloßen Anprall der Luft geöffnet. 2. Die Deckel können weder durch eine willkürliche noch durch eine natürliche Eigenbewegung geöffnet werden, da sonst die Geruchswahrnehmung ebenfalls ohne Einatmen erfolgen könnte. 3. Auch die Bewegung der Atmungsorgane kann die Verschlußklappen nicht öffnen, da die Nase nicht dem Gesetz des „horror vacui" unterliegt. 4. Die Zweckmäßigkeit der Schöpfung verbietet Einrichtungen wie die Klappen der Geruchsgänge, weil sie – im Gegensatz zu den Augenlidern, die nachweislich nur zum Schutz der äußerst empfindlichen Augen da sind – lediglich dazu dienen würden, die von der Natur beabsichtigte ununterbrochene Aktion des Geruchssinns zu beeinträchtigen. Im 6. Kapitel, in dem unsere Schrift, wie schon gesagt wurde (S. 67; vgl. unten S. 98–100), mitten in der Diskussion abbricht, werden dann noch die ersten drei der im 4. Kapitel genannten Beweispunkte näher ausgeführt, mit denen Galen seine eigene Theorie, daß das Gehirn über eine Eigenbewegung verfügt und infolgedessen einen Teil der eingeatmeten Luft und mit ihr zusammen die Geruchsstoffe zu sich heranzieht, auf ein breites und unumstößliches Fundament zu stellen hofft. 1. Beweis: Niesen heilt Kopfbeschwerden. 2. Beweis: Starke Düfte und warme Luft stauen sich im Kopf und verursachen Kopfschmerzen. 3. Beweis: Kopfbeschwerden infolge von

Hitzeeinwirkungen werden durch das Einatmen von kalter Luft oder kühlenden Düften geheilt.

34,3f.: An den Anfang seiner Schrift stellt Galen die Definition des Wortes ὄσφρησις, da, wie er zu Beginn seiner Abhandlung Über die medizinischen Namen (arab. u. dtsch. hrsg. von M. Meyerhof u. J. Schacht, Berlin 1931, S. 8f.) sagt, die fest umrissene Begriffsbestimmung Voraussetzung für jede wirklich fruchtbare Diskussion ist (vgl. auch De temperam. I 7, S. 27,7–16 Helmr.). Diese Forderung sei aber besonders zwingend, wenn die Bedeutung des zu untersuchenden Begriffs zweideutig ist. Und das ist bei ὄσφρησις der Fall. Dieses Wort – so lesen wir – bezeichnet sowohl das Riechvermögen als auch die αἴσθησις selbst, womit gleichzeitig gesagt ist, daß der Vorgang des Riechens, die αἴσθησις τῶν ὀσφρητῶν, nichts anderes ist als die in Aktion getretene δύναμις. Daraus ergibt sich für Galen, daß nur ein Organ Riechwerkzeug sein kann, da in ihm die Fähigkeit zu riechen enthalten ist und infolgedessen auch die Geruchswahrnehmung dort stattfindet.

34,4: Das von den Hss. überlieferte χυμῶν ist sicher falsch, da ja die χυμοί Wahrnehmungsobjekt der γεῦσις, nicht aber der ὄσφρησις sind. Dieser Fehler ist bereits in der Bas. erkannt und in ὀσμῶν geändert worden, das dem χυμῶν entspricht und dem handschriftlichen Befund nahe bleibt. Diese Änderung muß freilich ein Vorschlag bleiben, weil der Sprachgebrauch der vorliegenden Schrift es auch rechtfertigen würde, das verderbte χυμῶν in ὀσφραντῶν zu korrigieren, wofür beispielsweise auf διάγνωσιν τῶν γευστῶν (Z. 5) und die Parallelstelle ἀντίληψιν τῶν ὀσφραντῶν (30,7) verwiesen sei.

34,12: ὑπαλείφειν in der Bedeutung „etwas mit etwas auskleiden“ ist anscheinend nur bei Galen, bei ihm allerdings an einer Reihe von Stellen, belegt (s. Liddell–Scott s. v.).

34,13f.: Hier sagt Galen ausdrücklich, daß χιτών und ὑμήν als Synonyme gebraucht werden (vgl. auch De usu part. IV 9 = I 213,10f. Helmr.). Im Verlaufe der Schrift verwendet er für die Schleimhäute in Nase, Mund und Rachen jedoch nur die Bezeichnung χιτών, während er in De usu part. IX 16 (II 47,2 u. 4 Helmr.) tatsächlich die Nasenschleimhaut nebeneinander mit beiden Namen belegt. Dem steht entgegen, wenn er in unserer Schrift (36,23) von dem χιτών – es handelt sich auch hier um die Nasenschleimhaut – behauptet, er sei ὑμένος παχύτερος, womit er also einen quantitativen Unterschied zwischen einem χιτών und einem ὑμήν konstatiert.

34,23: διάφραγμα als Bezeichnung für die Nasenscheidewand (Septum) findet sich nach Liddell–Scott (s. v.) zuerst bei Aristoteles, Hist. anim. I 11 (492 b 16) und außerdem bei Rufus von Ephesos, De corp. hum. appell. 34 (Daremberg–Ruelle, S. 137,11). Eine ausführlichere Beschreibung von dem Verlauf des διάφραγμα gibt Galen im Epid.-Komm. (CMG V 10,2,2 S. 19,14–23).

36,4–9: Vgl. hierzu die Ausführungen Galens in seiner Anatomie (Simon, Gal. Anat. II, S. 4,1ff.; 5,1ff.; 7,27f. u. 170,14ff.), die eine willkommene Bestätigung des hier Gesagten darstellen.

36,7: Eine ausführliche Beschreibung vom Wesen und der Funktion der ἠθμοειδῆ ὀστᾶ gibt Galen De usu part. VIII 7 (I 472,22 – 473,11 Helmr.), wo er unter anderem sagt, daß man sie auf Grund ihrer eigentümlichen Beschaffenheit eigentlich σπογγοειδῆ nennen müsse, wie auch Hippokrates sie ganz richtig mit einem Schwamm verglichen habe (vgl. De loc. in hom. 2 = VI 278,19 L. und De carn. 16 = VIII 604,10f. L.).

36,9–22: Aristoteles ist es gewesen, der, wie Galen sagt, die Sitte eingeführt hat, alle (Nahrungs)rückstände im Körper (φλέγμα, χολή, σπέρμα, καταμήνια u. ä.) mit dem Sammelnamen περιττώματα zu bezeichnen (vgl. die Ausführungen bei Aristoteles, De gen. anim. 724b 26ff.). Die περιττά des Gehirns sind nach Galen Schleim[1] und dampfförmige Stoffe, die von den Adern als Exkremente in die Gehirnventrikel ausgeschieden (II 718,17–719,2 K.; vgl. dazu Meyer-Steineg, Stud. zur Phys. d. Gal., S. 201f.) und von dort entweder nach oben durch die Schädelnähte (ῥαφαί) oder nach unten durch Nase und Mund ausgesondert werden.[2] Diese Anschauung beweist, daß Galen dem Einfluß der traditionellen Katarrhlehre nicht entgangen ist und ihm deshalb die eigentliche Funktion der Schleimhäute unbekannt geblieben war. Sie zu entdecken blieb dem im 17. Jahrhundert in Wittenberg lebenden Professor Konrad V. Schneider vorbehalten (vgl. K. Deichgräber, Περὶ σαρκῶν, S. 50).

36,23: Zu χιτών, ὑμένος παχύτερος s. oben S. 77 zu 34,13f.

36,24f.: Die εὐθεῖς πόροι sind diejenigen Gänge, die in gerader Richtung von der Nase zum Gehirn hinaufführen, während die λοξοὶ πόροι, die sich von den Nasengängen abspalten, in die Mundhöhle führen (vgl. oben S. 34,24–36,3; De usu part. XI 11 = II 147,6–8 Helmr.).

38,1–7: Vgl. S. 40,12–15. Aus De usu part. IX 16 (II 47,7–11 Helmr.) sei zu der vorliegenden Beschreibung der Schleimhäute in Nase und Mund

[1] Vgl. auch die pseudogalenischen Defin. med. (XIX 365,9 K.): μύξα ἐστὶν ἀποκάθαρμα τοῦ ἐγκεφάλου.

[2] Aristoteles (De part. anim. 652 b 33–653 a 2) erklärt die Schleimflüsse aus dem Kopf folgendermaßen: Die Nahrung verdampft infolge der Körperwärme, und der Dampf steigt durch die Adern nach oben in den Kopf. Dort kühlen die Exkremente ab, weil die Temperatur des Gehirns niedriger ist als die des übrigen Körpers, und sie fließen dann als Schleim und Lymphe wieder in den Körper hinunter. Auf welche Weise diese Stoffe ausgeschieden werden, führt Aristoteles allerdings nicht aus, es ist jedoch anzunehmen, daß auch er die Schleimabsonderung durch Nase und Mund mit den Schleimflüssen aus dem Kopf in Verbindung brachte.

ergänzend hinzugefügt, daß diese Häute nach Galens Ansicht hautartige Fortsätze der Dura mater sind, die sich durch die Öffnungen des Os ethmoidale in die Nase bzw. durch die Öffnungen in der Nähe der Drüse an der Choane (damit müßten die Tonsillae palatinae gemeint sein, die zu beiden Seiten des Zäpfchens liegen) in den Mund hineinziehen.

Man beachte, daß die Beschreibung der Schleimhäute, die Galen in seiner Anatomie (Simon, Gal. Anat. II, S. 49,15ff.) gibt, im Wortlaut der vorliegenden Stelle ziemlich ähnlich gewesen sein muß, wie die deutsche Übersetzung dieser nur arabisch erhaltenen Partie zeigt. Vgl. besonders: ἔστι δὲ συνεχὴς ὁ χιτὼν οὗτος καὶ αὐτῷ τῷ τὴν τοῦ στόματος ὅλου περιγραφὴν ἔνδοθεν ὑπαλείφοντι (Z. 1–3) und Simon, Z. 15–16: „Diese Decke ist fest angeschlossen an die Decke, welche die ganze Mundhöhle bis zum Schlunde als ein einziges Stück auskleidet", sowie: τὸν χιτῶνα τοῦτον ἕνα μὲν ὑπάρχοντα καὶ συνεχῆ καὶ τῷ τῆς οὐσίας εἴδει τὸν αὐτὸν ... φαινόμενον, οὐ μὴν ἴσον γε τὸ πάχος ... ἔχοντα (Z. 4–7) und Simon, Z. 19ff.: „Und ganz dieselbe Decke ..., als ein zusammenhängendes, fest aneinander gefügtes, einziges Stück, in seinen Teilen aber verschieden, und zwar insofern, als ihre Substanz allerdings nicht wechselt, vielmehr die Decke nur im Maße ihrer Dicke und Dünne sich unterscheidet."

38,7f.: Unter den τινα τῶν ἐξ ἐγκεφάλου νεύρων μικρά, die sich in die Nasenschleimhaut verzweigen, könnten sowohl die Fila olfactoria[1] als auch Nervenzweige des Trigeminus verstanden werden, denn Galen gibt an der vorliegenden Stelle nicht an, von welchen Gehirnnerven sie ausgehen und an welcher Stelle sie aus dem Schädelknochen heraustreten. Da er jedoch De usu part. IX 9 (II 28,21–23 Helmr.) ausdrücklich hervorhebt, die Gehirnfortsätze, die zu den Nasenhöhlen führen, (also die Bulbi olfact.) hätten keine Nervenfortsätze und kämen deshalb auch nicht durch die Schädelbasis hindurch, ist anzunehmen, daß er die Fila olfact. nicht gesehen hat.[2] Infolgedessen muß er mit den oben genannten Nerven die in der Nasenschleimhaut befindlichen Äste des Trigeminus gemeint haben, zumal er auch S. 40,22f. von ihnen sagt, sie erfüllten lediglich die Funktion des Tastsinns (vgl. De usu part. IX 15 = II 44,17–21 Helmr., wo er schreibt: Αἱ ... περὶ τοῖς ὀδοῦσι σάρκες ... καὶ αὐτοὶ πάντες οἱ ὀδόντες καὶ τὸ δέρμα πᾶν τὸ περὶ τὸ πρόσωπον καὶ ὁ ἐν τῇ ῥινὶ χιτὼν ὁ ἔνδοθεν ὑπαλείφων αὐτὴν

[1] Die Fila olfactoria sind Neuriten, die von den Bulbi olfactorii ausgehen, sich durch das Os ethmoidale hindurchziehen und in den Riechzellen in der Nasenschleimhaut enden (s. Landois–Rosemann, Physiologie, S. 566 u. 742).

[2] Das wird durch seine Ausführungen in der Anatomie (Buch IX Simon, Gal. Anat. II, S. 4) bestätigt. Denn dort sagt er, daß es nicht möglich ist, an den anatomischen Präparaten „die Art der Endigung der aus dem Gehirn nach der Nase hinausführenden Mündungskanäle (Bulbi olfact.) mit dem Auge zu erkennen".

ἀπὸ τῆς τρίτης συζυγίας [= Trigeminus, vgl. oben S. 71 Anm. 1] τῶν νεύρων ἀποσχίσεις λαμβάνουσιν).

38,19f.: Daß der Genetiv νεύρων von einer Mengenbezeichnung abhängig sein muß und nicht als reiner Gen. partitivus aufgefaßt werden darf und daß man das fehlende Wort hinter ἔνειμεν vermuten muß, dürfte von den Herausgebern der Bas. richtig erkannt worden sein. Denn nachdem Galen vorher gesagt hat, daß der Tastsinn im Gegensatz zu den übrigen Sinnesorganen über den ganzen Körper verteilt ist, sollte man erwarten, daß er fortfährt „und aus diesem Grunde hat die Natur ihm (sc. dem Tastsinn) eine große Anzahl kleinerer Nerven zugeteilt ...", ebenfalls im Gegensatz zu den anderen Sinneswerkzeugen, die nach Ansicht Galens z. T. nur über einen großen Nerv verfügen (vgl. S. 42,5–12). Da es nicht möglich ist, die konstatierte Lücke mit Hilfe einer Parallelstelle sicher zu füllen, möge das von der Bas. ergänzte πλῆθος als möglicher Vorschlag genügen.

38,20: Der von Galen S. 32,14f. aufgestellten Forderung, daß die Wahrnehmungsnerven μαλακά sein müssen (vgl. De usu part. VIII 5 = I 459,4–6 Helmr.), scheint hier widersprochen zu sein. Aber offensichtlich sollte diese Behauptung nur für die vier in der Nähe des Gehirns befindlichen Wahrnehmungsorgane (Augen, Nase, Ohren und Zunge) Gültigkeit haben, da Galen De usu part. VIII 5 (I 460,6–16 Helmr.) selbst sagt, daß die weichen Nerven nur eben aus dem Schädel heraustreten, sich aber nicht weiter von ihm entfernen können, weil sie sonst zu leicht der Gefahr ausgesetzt wären, verletzt zu werden. Da sich der Tastsinn aber über den ganzen Körper erstreckt, müssen seine Nerven im Vergleich zu denen der anderen Sinnesorgane notwendigerweise von einer härteren Konsistenz sein, womit allerdings noch nicht gesagt ist, daß sie in demselben Maße hart sind wie die motorischen Nerven, wenn sie auch wie diese vom Rückenmark ausgehen. Vgl. dazu auch Simon, Gal. Anat. II, S. 246 Anm. 29, wo ebenfalls darauf hingewiesen wird, daß Galens Unterscheidung zwischen motorischen und sensiblen Nerven keineswegs konsequent ist.

38,24–40,5: Diesen Ausführungen liegt der bekannte philosophische Grundsatz „similia similibus" oder, wie Galen ihn formuliert, προπαρασκευασθέντος ἑκάστου τῶν ὀργάνων ὑπὸ τῆς φύσεως εἰς ὁμοιότητα τῶν αἰσθητῶν (S. 40,27f.), zugrunde.[1] Daß Galen sogar hier, nachdem

[1] Der älteste Beleg für die Auffassung, Gleiches könne man nur durch gleiche Medien wahrnehmen, findet sich bei Empedokles (DK I⁹ S. 351,20f.), den auch Galen als Kronzeugen für seine ausführlichen Ausführungen zu diesem Problem in seiner Schrift De placit. (V 627,17f. K. = 625,17f. Müller) zitiert. Weiterhin beruft Galen sich dort auf Platon, der im Tim. (45 c/d) die gleiche Anschauung vertritt. K. Reinhardt, Kosmos und Sympathie, München 1926, S. 191f., verweist in diesem Zusammenhang auch auf Sextus Empiricus, Adv. dogm. I 92 u. 119, wo neben Empedokles der Stoiker Poseidonios genannt ist, in dessen Erklärungen

er eben darauf hingewiesen hatte, daß die Wahrnehmungsfähigkeit der einzelnen Sinnesorgane auf ihren Nerven beruhe, die Auffassung äußert, Voraussetzung für jede Wahrnehmung sei, daß die Beschaffenheit der Wahrnehmungsorgane der ihrer Wahrnehmungsgegenstände entspreche, zeigt, wie tief auch er in der philosophischen Tradition verhaftet war. Wir sehen hier, wie der Arzt und Anatom Galen einem vorgegebenen theoretischen Prinzip zuliebe den eingeschlagenen Weg, der ihn zu einer richtigen Beurteilung des Riechorgans hätte führen können, verläßt. Statt die Untersuchung der Nerven fortzusetzen, stellt er seine weiteren Betrachtungen unter den Gesichtspunkt ἀτμοειδὲς ἀναγκαῖον ὑπάρχειν αὐτό.

40,3: Die Wörter καὶ πυρὸς erregen sehr stark den Verdacht, daß sie aus einer Marginalglosse in den Text eingedrungen sind, und deshalb habe ich sie mit Cornarius und v. Arnim gestrichen. Es soll nur gesagt werden, daß die substantielle Beschaffenheit der Geruchsstoffe zwischen der Konsistenz der Luft und der des feuchten Elements liegt[1], sie sind nicht ganz so feinteilig wie jene und nicht ganz so dick wie dieses. Daher kann das Feuer, das als das feinteiligste Element die erste Stufe der Wertskala für sich beansprucht, völlig außer Betracht bleiben. Daß die οὐσία der riechbaren Stoffe tatsächlich zugleich am luftartigen und am feuchten Element teilhat, lehrt, wie Galen sagt (Z. 6–8), am überzeugendsten die Natur selbst: Denn beispielsweise an den Rosen kann man beobachten, daß sich das Wesen des Duftes darin äußert, daß die in ihnen enthaltene Feuchtigkeit verdunstet, d. h. also, daß der Duft verdünnte Feuchtigkeit bzw. verdichtete Luft ist. Deshalb wird auch das Wesen der ὀσμή und ihres Wahrnehmungsorgans als ἀτμοειδής bezeichnet (z. B. S. 42,1).

40,6–8: Das Beispiel der Rosen hält Galen wohl deshalb für besonders anschaulich, weil ihr Saft, dadurch daß er feinteilig und nicht

zum Platonischen Timaios diese Ansicht ebenfalls dargelegt worden sei (vgl. auch Reinhardts Poseidonios-Artikel in: RE XXII, 1953, Sp. 730). In der modernen Literatur begegnet die Lehre des Empedokles in poetischem Gewande bei Goethe, wenn er sagt: „Wär' nicht das Auge sonnenhaft, die Sonne könnt' es nie erblicken." (Zahme Xenien III 724f.). Vgl. dazu auch die Einleitung in die Farbenlehre, wo Goethe diese Lehre, die er aus Plotin, Enneaden I 6,9 übernommen hat, ebenfalls anführt (s. Ueberweg–Praechter, Grundriß der Geschichte der Philosophie, Bd. I, 14. Aufl. Darmstadt 1958, S. 96; vgl. A. A. M. Esser, Die antiken Quellen von Goethes Spruch: Wär' nicht das Auge sonnenhaft, die Sonne könnt' es nie erblicken, in: Klinische Monatsblätter für Augenheilkunde 97, 1936, 403–410).

[1] Vgl. auch Gal. De placit. (V 628,17f. K. = 626,17f. Müller): τὸ τῶν ὀσμῶν γένος ἐν τῷ μεταξὺ τὴν φύσιν ἐστὶν ἀέρος καὶ ὕδατος und Nemesius von Emesa De nat. hom., S. 175: ἀλλ' ἐπειδήπερ ὁ ἀτμὸς καὶ τὸ τῶν ὀσμῶν γένος μεταξὺ τὴν φύσιν ἐστὶν ἀέρος καὶ ὕδατος· ἀέρος μὲν γάρ ἐστι παχυμερέστερος, ὕδατος δὲ λεπτομερέστερος, wo die substantielle Beschaffenheit des Geruchs ebenfalls nur mit der Konsistenz der Luft und der des Geruchs verglichen wird.

zäh ist, besonders leicht verdunstet und dabei in größerem Ausmaße und sehr rasch Duftstoffe frei werden (vgl. Gal. XI 561,17–562,2 K.). Nicht recht deutlich ist es, was Galen unter den Stoffen versteht, die er mit den Worten τὰ οὕτως ἁπλᾶ bezeichnet, für die ebenso wie für die Rosen gilt, daß sie διὰ ταχέων ἑαυτῶν ἐλάττω τε ἅμα καὶ ξηρότερα γίνεται. Die Konstruktion οὕτως mit Adjektiv und folgendem Relativsatz mit konsekutivem Sinn ist korrekt (s. Kühner–Gerth, Griech. Gramm. II, S. 422), so daß eine Textänderung vom Sprachlichen her nicht erforderlich wäre, wenn auch eine Korrektur der Worte τῶν οὕτως ἁπλῶν in τοιούτων ἄλλων, wie K. Schubring versuchsweise vorschlägt, oder in τοιούτων ἀνθῶν – so W. Peek – das Verständnis der Stelle etwas leichter machen würde. Zur Erklärung des überlieferten Textes kann man sagen, daß ἁπλοῦς hier wahrscheinlich in der Bedeutung „unvermischt“ zu verstehen ist, daß es sich also um Stoffe handeln muß, die einen unvermischten Saft enthalten, da dieser – wie der Saft der Rosen – besonders schnell verdunstet.

40,10f.: Galen nimmt hier das Begriffspaar κατασκευή – ἐνέργεια (in der Bedeutung „Konstitution–Funktion“) als Richtlinie bei der Ermittlung des Geruchsorgans. Sollte die Untersuchung der κατασκευή zu keinem Ergebnis führen, so wird die Betrachtung der ἐνέργεια weiterhelfen. Denn an anderen Stellen, z. B. im 1. Buch von De sanit. tuenda (CMG V 4,2, S. 9,17–26) und am Anfang der Schrift De morb. diff. (VI 837,3–18 K.), vertritt Galen die Überzeugung, daß eine bestimmte ἐνέργεια immer einer bestimmten κατασκευή entspreche.

40,19: Wenn Galen hier und im Prognostikon-Kommentar (CMG V 9,2 S. 361,6) οὐρανίσκος und ὑπερῴα nebeneinander nennt, so haben wir wohl trotzdem nicht das Recht anzunehmen, er habe damit zwei verschiedene Gegenden des Gaumens bezeichnet, also bereits zwischen dem harten und dem weichen Gaumen unterschieden. Denn wie die lehrbuchmäßigen Formulierungen bei Rufus und Pollux (sie lebten etwa um 100 n. Chr.) zeigen, wurden beide Namen als Synonyme gebraucht zur Bezeichnung des Gaumens schlechthin: Οὐρανὸς δὲ καὶ ὑπερῴα τὸ περιφερὲς τῆς ἄνω γνάθου (Rufus von Ephesus, De corp. hum. appell., Daremberg–Ruelle, S. 141,2f.) oder τοῦ δὲ στόματος τὸ ὑπεράνω οὐρανὸς καὶ ὑπερῴα (Pollux II 98).[1] Daher werden wir auch hier das Nebeneinander beider Wörter dem pleonastischen Stil des Galen zuschreiben und sie in der Übersetzung als Hendiadyoin mit „Gaumen“ wiedergeben.

[1] Vgl. auch die pseudogalenischen Defin. med. (XIX 368,15 K.), wo ebenfalls der ganze obere Teil der Mundhöhle als οὐρανίσκος bezeichnet wird. Zwischen οὐρανός (so Rufus und Pollux) und der von Galen gebrauchten Diminutivform οὐρανίσκος besteht, soviel ich sehe, kein Unterschied.

40,24: αἰσθητηρίων, das von den Hss. überliefert und von allen Ausgaben übernommen worden ist, muß, wie es in der lateinischen Übersetzung des Bellisarius bereits geschehen ist (*quae odoratum movent*), in αἰσθητῶν verbessert werden.[1] Denn die φύσις der Schleimhaut kann nicht dem Wesen der übrigen Wahrnehmungsorgane (αἰσθητήρια) entsprechen, sondern nur dem seiner Wahrnehmungsobjekte (αἰσθητά). Außerdem wäre sonst auch der Vergleich ὥσπερ αἱ λοιπαί, d. h. also „wie auch die Naturen der anderen Wahrnehmungsorgane dem jeweiligen Charakter ihrer Wahrnehmungsgegenstände entsprechen", unverständlich. Der Fehler der Hss. scheint auf einer Verwechslung der beiden ähnlich lautenden Begriffe zu beruhen.

40,25f.: Die Worte αὐγοειδές – ὄργανον (Z. 26) fehlen in MP Ald. Sie sind offensichtlich in M oder einer Vorlage dieser Hs. durch Schreiberversehen (Homoioteleuton) ausgefallen, und der dadurch sinnlos gewordene Text τὸ μὲν γὰρ τῆς ὄψεως ὄργανον ὑγρὸν καὶ σπογγοειδές gelangte über P bis in die Ald. Die Editoren der Bas., die zum Teil recht kühne Konjekturen wagten, versuchten auch diese Textverderbnis durch eine sinngemäße Ergänzung zu heilen, indem sie die Worte φωτοειδές· τὸ δὲ τῆς ἀκοῆς ἀερῶδες· ὥσπερ τὸ τῆς γεύσεως zufügten. Mit dieser Zufügung sind sie auch tatsächlich dem ursprünglichen Wortlaut der Stelle sehr nahe gekommen, wie ein Vergleich mit L zeigt, wo er überliefert ist.

42,4: Galen hat, entsprechend seiner Konzeption, daß die Wahrnehmungsorgane in ihrer Konsistenz ihren Objekten gleichen, auch die feststehende Reihenfolge der Sinneswerkzeuge, die auf der Abstufung der vier Elemente basiert, übernommen: 1. Feuer (Licht) – Gesichtssinn, 2. Luft – Gehör, 3. Dampf (Mischung zwischen Luft und Feuchtigkeit) – Geruchssinn, 4. Wasser (Feuchtigkeit) – Geschmack, 5. Erde – Tastsinn. Interessant ist, daß er versucht, die gleiche Rangordnung der Wahrnehmungsorgane auch mit Hilfe der Nerven zu beweisen. Da hierbei für ihn die Dicke der Nerven ausschlaggebend ist, steht ebenfalls das Auge, das mit dem größten Nerv ausgestattet ist, an erster Stelle, dann folgen die Ohren, die Zunge und schließlich der Tastsinn (s. S. 38,10–21). Der Geruchssinn ist hier freilich ausgelassen, von ihm heißt es S. 42,3 lediglich, seine Nerven müßten größer sein als die der Zunge – vorausgesetzt, daß er überhaupt welche aufweist, was Galen De usu part. IX 9 (II 28,21–23 Helmr.) aber ausdrücklich verneint. Vielleicht hat diese falsche Einschätzung der Riechnerven, die letztlich auch auf den Grundsatz „similia similibus" zurückgeht, ebenfalls dazu beigetragen, daß Galen die Fila olfact. nicht gesehen hat

[1] Vgl. die Definition der beiden Begriffe αἰσθητήριον und αἰσθητόν in den unter Galens Namen bekannten Defin. med. (XIX 378,15–17 K.): αἰσθητήριον δὲ τὸ αἴσθησίν τινα ἐμπεπιστευμένον ὄργανον, αἰσθητὸν δὲ τὸ τῇ αἰσθήσει ὑποπῖπτον.

(vgl. oben S. 79 zu 38,7 f.). Denn wie sollte er dort kleine Nerven finden, wo er große suchte!

42,8: Das κρυσταλλοειδὲς σῶμα des Auges gleicht nach Galens eigenen Aussagen (De placit., V 623,13–624,1 K. = 621,8–14 Müller; De usu part. X 1 = II 55,16–24 Helmr.) im Aussehen einer abgeplatteten Kugel, es hat eine helle und durchscheinende Farbe und eine härtere Konsistenz. Es hat seinen Sitz im Vordergrund des Auges, vor ihm befindet sich nur noch die Hornhaut, und nach hinten schließt sich der Glaskörper an ihn an, der von der Netzhaut umgeben ist. Diesem Kristallkörper, der gleichbedeutend ist mit der Kristall-Linse (Lens crystallina), schreibt Galen die eigentliche Leistung des Sehens zu, die nach Aussage der neueren Medizin der Netzhaut zukommt (s. Landois–Rosemann, Physiologie, S. 566).

42,15: Der Gebrauch von ἀπάγειν mit dem bloßen Genetiv scheint in der frühen Prosa ungewöhnlich zu sein (vgl. Kühner–Gerth, Griech. Gramm. I, S. 394 f., ein Beleg findet sich allerdings bei Aristoteles, Nik. Ethik 1109 b 5 πολὺ γὰρ ἀπαγαγόντες τοῦ ἁμαρτάνειν), er kommt bei Galen aber häufiger vor (vgl. z. B. Epid.-Komm., CMG V 10,1 S. 53,18; De fract.-Komm., XVIII B 526,5 K.) und ist auch bei Aretaios belegt (CMG II S. 7,8. 73,24).

44,4: Mit den Worten ἐν τοῖς περὶ τῆς εἰσπνοῆς λόγοις kann Galen eigentlich nur auf De usu resp. oder De causis resp. verweisen. Da es sich hier aber um eine Beschreibung von den Vorgängen handelt, die die Atmung ermöglichen, liegt es nahe anzunehmen, mit diesem Hinweis sei die Schrift De causis resp. gemeint. Hinzu kommt ferner, daß Galen auch sonst in ähnlichem Zusammenhang diese Schrift zitiert (vgl. De dissect. musculor., XVIII B 991,2 K.; De usu part. VII 20 = I 432,7 Helmr.; De motu musculor., IV 460,5 K., wo allerdings auch auf De usu resp. verwiesen wird). Aber auch in ihr findet sich in der kurzen Form, in der sie uns heute vorliegt, keine Stelle, die man eindeutig als das bezeichnen könnte, was Galen etwa vor Augen gehabt hat. Die Ausführungen IV 466 f. K. kommen dem Erwarteten nur sehr entfernt nahe, so daß man vermuten könnte, die ursprünglich von Galen verfaßte Schrift De causis resp. sei umfangreicher gewesen. Diese Vermutung gewinnt vielleicht dadurch an Wahrscheinlichkeit, daß bei Oribasius (CMG VI 2,2 S. 161–165), der ein Exzerpt aus dieser Schrift in sein Sammelwerk aufgenommen hat, von insgesamt 120 Textzeilen lediglich 31 Zeilen identifiziert sind. Daher darf man vielleicht annehmen, daß Oribasius noch eine vollständigere Fassung dieser Schrift gelesen hat.

44,6: ἐξ ἀνάγκης ... κατὰ τὸ συνεχὲς ist gleichbedeutend mit 52,13 f. τῇ πρὸς τὸ κενούμενον ἀκολουθίᾳ. Die Notwendigkeit, daß die außerhalb des Körpers befindliche Luft durch die Atmungsorgane in die Lunge eindringt, wenn diese sich ausdehnt, beruht nach Galen auf einer natürlichen Gesetzmäßigkeit, dem „horror vacui" des Erasistratos, und läßt sich vielleicht am besten als eine Art „mechanischer" Anziehungskraft erklären (s. Gal. De fac. nat., hrsg. und übers. v. A. J. Brock, Loeb Class. Libr., London 1952, S. 318 Anm. 1). Demzufolge ἕπεται ... ἀεὶ τῷ κενουμένῳ τὸ πλησίον, wie es in einem Exzerpt bei Oribasius (CMG VI 2,2 S.161,19–28) aus der verlorenen Schrift Galens Περὶ πνεύμονος καὶ θώρακος κινήσεως[1] heißt, wo diese Behauptung außerdem noch durch einen physikalischen Versuch veranschaulicht wird: ὡς ἐπὶ τῶν αὐλίσκων τῶν εἰς τὸ ὕδωρ καθιεμένων ἐστὶ δῆλον, ὧν ἐκμυζήσας τῷ στόματι τὸν ἀέρα τὸ ὕδωρ ἐπισπᾶται διὰ μακρᾶς πάνυ πολλάκις ὁδοῦ παρὰ φύσιν ἄνω φερόμενον. Daß nun in unserem Falle gerade die außerhalb des Körpers befindliche Luft, die doch nicht unbedingt als der die Lunge umgebende Stoff bezeichnet werden kann, den in der Lunge entstandenen Raum ausfüllt, begründet Galen damit, daß immer der leichteste Stoff – hier also die Luft – in ein Vakuum hineingezogen wird. Nicht mehr von dieser Gesetzmäßigkeit betroffen sind Mund und Nase, die sich infolgedessen auch nicht ausdehnen, um die Luft aufzunehmen. Sie verfügen vielmehr von Natur aus über genügend weite Hohlräume, durch die die Luft ungehindert ihren Weg nehmen kann (s. S. 52,14–17).

44,18: Wenn Galen hier sagt, daß sich die Nasengänge, die zum Gehirn führen, durch das Os ethmoidale hindurchziehen, so dürften seine Vorstellungen etwa die des Celsus gewesen sein, der schreibt, daß diese beiden Gänge *ultima parte in multa et tenuia foramina dissipantur* (De medicina VIII 1,6 = CML I S. 364,16). Diese Verästelungen müssen nun einerseits so fein sein, daß sie die Öffnungen der Siebbeinplatte passieren können, sie dürfen andererseits aber auch nicht zu eng sein, da durch sie hindurch die schleimigen Exkremente aus dem Gehirn ausgeschieden werden (vgl. oben S. 60,22–27).

44,20: Die Form ἔχων ist unter dem Einfluß des voraufgehenden ὑπαλείφων verschrieben und muß in ἔχει geändert werden. Die aus dieser Änderung resultierende ungewöhnliche Konstruktion χιτὼν ὑπαλείφων ... ἔχει ohne Artikel vor χιτὼν ist bei Galen auch sonst belegt, vgl. De usu part. I 4 (I 6,15–17 Helmr.): ἄνθρωπος ... μόνος ἁπάντων ζῴων ... ἔχων ... ἐκτήσατο, wo man nach Kühner–Gerth,

[1] Daß diese Gedankengänge tatsächlich von Galen stammen und auch in dieser Schrift gestanden haben, beweist eine Stelle aus De usu part. VII 9 (I 397,11–19 Helmr.), wo Galen dasselbe Problem mit ganz ähnlichen Formulierungen darstellt mit dem Hinweis, daß er in der eben genannten Schrift alle diese Dinge behandelt habe. Vgl. auch De nat. fac. III 15, wo Galen die verschiedenen Arten der Anziehungskraft bespricht (Scr. min. III S. 251,4–255,25).

Griech. Gramm. I, S. 589, ebenfalls den Artikel vor ἄνθρωπος erwarten würde.

46,10–12: καὶ μάλιστ' αὐτῆς κατὰ βραχὺ μειουμένης παντάπασιν ἐπαύσατο κατὰ τὴν ὑστεραίαν. Dieser Teil des Satzes ist sachlich falsch. Denn nach der handschriftlichen Überlieferung wäre ὁ νεανίσκος (Z. 8) Subjekt zu ἐπαύσατο, geht man jedoch von der Sache aus, so kommt nur δῆξις als Subjekt in Frage. Man wird daher den Genetiv αὐτῆς (sc. δήξεως) . . . μειουμένης, der leicht unter dem Einfluß der voraufgehenden Genetive δήξεως und τῆς κεφαλῆς verschrieben werden konnte, zweckmäßig in αὐτὴ . . . μειουμένη ändern und erhält so das gewünschte Subjekt zu ἐπαύσατο. Doch damit sind die Schwierigkeiten, die das Verständnis des Satzes bereitet, keineswegs beseitigt, noch stört das zwischen καὶ und αὐτὴ überlieferte μάλιστα, da es entsprechend seiner Stellung auf αὐτὴ bezogen, keinen rechten Sinn ergibt. Da es nicht möglich ist, diese Korruptel paläographisch zu heilen, wurde – wenn auch etwas gewaltsam – der Versuch gemacht, per coniecturam einen möglichst glatten Anschluß unseres Satzstückes an den vorhergehenden Teil herzustellen, wobei vor καὶ das Relativpronomen ἣ ergänzt und das störende μάλιστα aus dem Text ausgeklammert wurden.

46,13f.: In dem Relativsatz ὃ (sc. τι τοῦ μελανθίου) προσιζῆσαν . . . παρασχεῖν τὴν ὀδύνην fehlt in dieser Form, wie die codd. und edd. ihn lesen, das Verbum finitum. Ich glaube, daß der Fehler in der Form παρασχεῖν steckt, die leicht durch den unmittelbar folgenden Infinitiv ὁμολογεῖν infiziert sein kann, und möchte statt dessen παρέσχε in den Text nehmen. W. Peek schlägt vor, den Infinitiv παρασχεῖν zu halten, dafür aber das Relativpronomen ὃ in καὶ zu ändern.

46,13f.: Mit τὰ χοριοειδῆ πλέγματα bezeichnet Galen den Teil der Leptomeninx, der die Gehirnventrikel innen auskleidet[1] (s. De usu part. VIII 8 = I 476,19–21 Helmr.: . . . οἱ πολλοὶ τῶν ἀνατομικῶν χοριοειδῆ πλέγματά τε καὶ συστρέμματα καλοῦσι τὸ μόριον τῆς λεπτῆς μήνιγγος, ὅσον ὑπέζωκε τὰς κοιλίας ἔνδοθεν[2]), so daß die Gegenüberstellung von τὰ χοριοειδῆ πλέγματα und αὐτὸς ὁ ἐγκέφαλος durchaus gerechtfertigt ist.

46,15f.: Seine Theorie, daß das Geruchsorgan dampfartig sein muß, sieht Galen deshalb bestätigt, weil es gerade die Geruchsdämpfe des Medikaments (μελάνθιον) sind, die bei dem Patienten die Heilung des Riechvermögens bewirkt haben, die aber nur stattfinden konnte,

[1] Zur Richtigstellung der Galenischen Behauptung ist zu bemerken, daß der Plexus chorioideus „nicht im Ventrikelraum (liegt), sondern sozusagen in diesen nur eingestülpt (ist)“. Er wird jedoch am Ventrikelboden sichtbar (J. Sobotta, Atlas der deskriptiven Anatomie III, 12. Aufl. München–Berlin 1952, S. 209).

[2] Vgl. I 486,25f. Helmr., wo Galen diese Meinung auch als seine eigene vertritt.

wenn diese Dämpfe von dem erkrankten Organ tatsächlich aufgenommen wurden. Und um dies zu können, muß es notwendigerweise dieselbe Konsistenz haben wie der von ihm wahrgenommene Stoff, denn für jede Wahrnehmung ist die Forderung „similia similibus" Voraussetzung.

46,27: ὡς ὀλίγον ὕστερον ἐρῶ. Galen verweist mit diesen Worten auf den Schluß unserer Schrift (S. 60,10ff.), wo er die hier genannten Beweispunkte noch einmal aufgreift, um daran die Erörterung der Frage nach der Atmung und Bewegung des Gehirns anzuschließen.

48,15f.: Die Bemerkung οὐ μὴν ἀνεῳγμένων (sc. τῶν πόρων) γε διὰ παντός, ἀλλ' οἷον ἐπιθήματά τινα ἐχόντων ὑμενώδη λεπτά, die ohne Frage den Anschein erweckt, als wolle sie auch Galens eigene Meinung wiedergeben, bildet den Ausgangspunkt für eine lange und ausführliche Diskussion über das Problem der Verschließbarkeit der Geruchsgänge. Die Ausführungen sollen gleichzeitig eine Widerlegung des Aristoteles sein, von dem diese Theorie offenbar stammt. Auf Grund der mannigfachen Schwierigkeiten, die sich in ihrem Verlauf ergeben, kommt Galen schließlich zu der Feststellung: τὰ καλύμματα τῶν ὀσφρητικῶν πόρων ἄδηλός ἐστι καὶ ἀναπόδεικτος ὑπόθεσις οὐδ' ὑφ' ἑνὸς τῶν ἐναργῶν μαρτυρουμένη (S. 60,7f.), woraus hervorgeht, daß er selber dazu neigt, ihre Existenz zu leugnen, und daß der oben zitierte Satz nur als Arbeitshypothese gedacht ist.

48,20–22: Galen führt für die Aristotelische Schrift Περὶ αἰσθήσεως καὶ αἰσθητῶν noch einen zweiten Titel an, Περὶ αἰσθήσεως καὶ αἰσθητηρίων.[1] Seine Begründung dieser Titelvariante ist unbefriedigend, weil sie nichts darüber aussagt, warum in der zweiten Überschrift die αἰσθητά durch αἰσθητήρια ersetzt worden sind. Aber vielleicht kommen wir der Erklärung für die Entstehung des abweichenden Titels näher, wenn wir den Kommentar des Alexander von Aphrodisias zu Aristoteles De sensu zu Hilfe nehmen. Im Proömium dieses Kommentars wird moniert, daß die αἰσθητήρια in dem Titel Περὶ αἰσθήσεως καὶ αἰσθητῶν nicht erwähnt seien, obwohl sie einen Hauptgegenstand der Abhandlung bilden, und daß man deswegen vielleicht αἰσθήσεις in der Bedeutung von αἰσθητήρια fassen müsse (Comm. in Arist. Graeca III 1, hrsg. von P. Wendland, Berlin 1901, S. 2). Ganz offensichtlich war demnach eine Diskussion über die Ungenauigkeit in dem Titel der Aristotelischen Schrift im Gange, die schließlich auch die Titelvariante veranlaßt haben wird, die Alexander anscheinend unbekannt geblieben war, die aber bei Galen ihren Niederschlag gefunden hat.

[1] Dieser Titel scheint sonst nirgends belegt zu sein. In den Schriftenverzeichnissen bei Diogenes Laertius und Hesych fehlt der Titel von De sensu gänzlich, und in den arabischen Listen wird die Schrift nur als Περὶ αἰσθήσεως καὶ αἰσθητῶν zitiert (s. I. Düring, Aristotle, S. 68. 194 u. 225).

48,25: Der Infinitiv ἀνακαλύπτεσθαι, der als Verb des Relativsatzes anstößig erscheint, ist, wie Theiler (Aristoteles Über die Seele, übers., Berlin 1959, S. 125) sagt, „unter der Wirkung des vorhergehenden, von ἔοικε 421 b 26 abhängigen Infinitivs“ (ἔχειν) geschrieben und als genuin beizubehalten.

50,3: ἐκ τοῦ δυνατοῦ erklärt Alexander von Aphrodisias mit τὰ ὁρατὰ αὐτοῖς (Comm. in Arist. Graeca III 1, S. 102,14), „was sie sehen können“, d. h. also, soweit ihr Blickfeld reicht, bzw. alles, was in ihr Blickfeld kommt.

50,5: ἐν ᾧ (sc. μορίῳ) πρώτῳ dürfte im Sinne von S. 30,5f. (τί δὲ τὸ πρῶτον μόριον, ⟨ἐν ᾧ⟩ τῆς ὀσφρήσεως ἀντίληψις γίγνεται) zu verstehen sein, so daß πρῶτον μόριον also auch hier nicht in der Reihenfolge das „erste Organ“ heißt, sondern rangmäßig als das „Hauptorgan“ zu fassen ist.

50,14: Für πατὴρ τοῦ λόγου = „Urheber eines bestimmten Gedankens“ vgl. Plat. Conv. 177d, wo Phaidros als πατὴρ τοῦ λόγου bezeichnet wird, womit nichts anderes gemeint ist, als daß von ihm die Idee stammt, ein Preislied auf den Eros anzustimmen.

50,14: In dem Satzgefüge καίτοι γε δίκαιος (Z. 13) – ἀπομαντεύσασθαι (Z.15) stört der Infinitiv κατεσκευακέναι. Erstens ist er sachlich nicht unterzubringen, da das Akk. Obj. τὴν ... δόξαν auf jeden Fall von ἀποφηνάμενος abhängig ist (vgl. Gal. CMG V 9,1 S. 24,23 und 37,8f.; das Komma zwischen δόξαν und οὐκ ἀποφ. bei Kühn ist falsch), so daß also, wenn man den Infinitiv halten wollte, gar nicht gesagt wäre, was für eine Einrichtung Aristoteles denn nun geschaffen hat. Und zum anderen können die Infinitive κατεσκευακέναι und ἐπιτρέψαι so unverbunden, wie sie in den Hss. überliefert sind, unmöglich beide von δίκαιος ἦν abhängig sein. Daher haben bereits die Korrektoren der Ald. ἐπιτρέψαι in das Part. ἐπιτρέψας geändert. Aber auch das ist wenig befriedigend, da auf diese Weise zwei unverbundene Partizipien nebeneinander stehen. Und auch das von MP ergänzte μὲν vor τὴν (Z. 14) hilft uns nicht weiter, da man dann ein δὲ vor ἐπιτρέψας erwarten würde. Ich glaube vielmehr, daß κατεσκευακέναι ursprünglich zur Erklärung der Worte ὁ πατὴρ τοῦ λόγου (denn sie sollen zum Ausdruck bringen, daß die Idee von der Einrichtung der mit Klappen versehenen πόροι von Aristoteles stammt) am Rande vermerkt worden und durch das Versehen eines späteren Abschreibers in den Text geraten ist, und möchte es daher aus dem Text ausklammern. Daß gerade das Wort κατασκευάζειν hier auftaucht, ist vielleicht auf das wenige Zeilen später folgende κατασκευὴν ... τῶν πόρων zurückzuführen.

50,19–21: Daß die Satzperiode εἰ γὰρ – τὸ πνεῦμα lückenhaft ist, dürfte ziemlich sicher sein. Denn so, wie die Hss. den Text bieten, fehlt der Hauptsatz, wenn man annimmt, daß der εἰ-Satz bis αὐτούς reicht. Vom Sinn her ergibt sich allerdings, daß die Worte ἡ φορὰ τοῦ προσπίπτοντος ἔξωθεν ἀέρος ἀνοίγνυσιν αὐτούς, wie die Herausgeber der Ald. richtig erkannt haben, in den Hauptsatz gehören, denn die Möglichkeit, daß der Anprall der äußeren Luft die Geruchsgänge öffnet, besteht ja überhaupt nur unter der Bedingung, daß diese Gänge sich vorn in der Nase befinden, so daß also dieser letzte Gedanke in irgendeiner Form in dem Bedingungssatz gestanden haben muß, wie ich es auch in der Übersetzung zum Ausdruck gebracht habe. Da es sich bei der Aussage des Satzes außerdem nur um eine von Galen angenommene Möglichkeit handelt, schien es mir erforderlich, den Potentialis wiederherzustellen, zumal ΑΝΟΙΓΝΥΟΙΑΝ leicht zu ΑΝΟΙΓΝΥCΙΝ verdorben werden konnte.

50,25f.: Daß es sich bei den Instrumenten zur Erzeugung einer künstlichen Luftbewegung um eine Art Blasebalg handeln muß, dürfte klar sein. Die καλαμίσκοι, die Galen nennt, sind einfache Blaserohre, die mit dem Mund bedient wurden und beispielsweise auch im Goldschmiedehandwerk zum Anfachen des Schmelzfeuers Verwendung fanden (vgl. De anatom. administr. IX = II 717,1–4 K.).[1] Die zweite Art von Instrumenten, die Galen an unserer Stelle erwähnt, scheint dem Mechanismus eines Blasebalges schon etwas näher zu kommen, wenn es auch schwierig ist, sich aus den spärlichen Angaben bei Galen eine genaue Vorstellung von der Konstruktion dieser ὄργανα zu verschaffen, die sonst nirgends weiter beschrieben zu sein scheinen.[2] Man kann sie vielleicht am ehesten mit den aus einem Tierbalg verfertigten Blasebälgen vergleichen, bei denen drei Beine zugebunden wurden, während man in das vierte eine Röhre hineinsteckte (so F. M. Feldhaus, Technik der Vorzeit, Sp. 368, nach H. Diels, Antike Technik, Leipzig 1924[3], S. 154 Anm. 1). Man wird vielleicht annehmen dürfen, daß in die Blase, ebenso wie bei dem erwähnten Tierbalg, eine Röhre hineingesteckt wird, um die herum dann die Blase zusammengebunden werden müßte, so daß nur durch dieses Rohr hindurch die Luft beim Zusammenpressen nach außen entweichen kann und dadurch einen geraden Luftstrom erzeugt.

52,1f.: Die ἀγγεῖα, welche die ὕλαι (πνεῦμα und αἷμα) in das Herz bringen, sind nach Galen die κοίλη φλέψ (Vena cava inferior), die als Blutbahn fungiert (II 208,14f. K.), und die ἀρτηρία φλεβώδης

[1] Vgl. A. Neuburger, Die Technik des Altertums, 3. Aufl. Leipzig 1922, S. 50 u. S. 34 Abb. 28 u. 30.

[2] Wenn sie auf bildlichen Darstellungen überliefert wären oder in der Literatur eine eingehendere Behandlung erfahren hätten, sollte man doch wohl annehmen, daß sie in einem der modernen Werke über antike Technik im Zusammenhang mit der allgemeinen Behandlung des Blasebalgs ebenfalls erwähnt worden wären.

(= Venae pulmonales, die Galen grundsätzlich nur als ein Gefäß bezeichnet, z. B. De usu part. VI 14 = I 348,13f. Helmr.), die dem linken Herzventrikel Luft aus der Lunge zuführt. Die Beschreibung, die Galen De usu part. VI 14 (I 347,17–350,4 Helmr.) von den στόματα dieser beiden Gefäße gibt[1], stimmt so auffallend mit der Struktur der Segelklappen (Valvula bicuspidalis und V. tricuspidalis) überein, daß wir sie ihnen ohne weiteres gleichsetzen dürfen. Galen hat auch richtig erkannt, daß das Öffnen dieser Ostien eine Folge der Herzdiastole ist und daß dieser Vorgang auf ihrem ganz speziellen Mechanismus beruht, den er selbst mit folgenden Worten beschreibt: διαστελλομένης οὖν αὐτῆς (sc. τῆς καρδίας) ἕκαστος τῶν δεσμῶν τούτων τεινόμενος ὑπὸ τῆς κατὰ τὴν καρδίαν διαστάσεως ἐφ' ἑαυτὸν ἕλκει καὶ οἷον ἀνακλᾷ τὸν ὑμένα πρὸς τὸ σῶμα τῆς καρδίας αὐτό. πάντων οὖν ἀνακλωμένων ἐν κύκλῳ τῶν τριῶν ἐπὶ τὴν καρδίαν ἀνοίγνυταί τε τῶν ἀγγείων τὰ στόματα, ... (349,13–18).

52,5: Die unsinnige Korrektur von διαστέλλειν in διασταλεῖσιν durch L² scheint dadurch entstanden zu sein, daß der Korrektor das von mir als καὶ gelesene Zeichen (϶), das der Schreiber der Hs. vor αἰσθέσθαι über der Zeile zugefügt hat, nicht beachtet hat. Deshalb sah er sich genötigt, einen der beiden asyndetisch nebeneinander stehenden Infinitive in eine Partizipialform zu ändern, wofür nur διαστέλλειν in Frage kam. Nun dürfte aber diese Änderung, abgesehen davon, daß sie sprachlich gar nicht nötig war, auch sachlich nicht korrekt sein. Denn wenn man διαστέλλειν in ein Partizip ändert, bekommt es innerhalb des Satzes notwendig eine untergeordnete Bedeutung gegenüber dem αἰσθέσθαι. Da Galen aber über die Bewegung der πόροι handelt, dürfte doch gerade das willkürliche Ausdehnen der Gänge der Hauptgedanke sein, auf den es ihm hier ankommt. Daß gleichzeitig auch die Geruchswahrnehmung stattfindet, ist dagegen nur eine Folge davon. Daraus ergibt sich also, daß die ursprüngliche Lesung διαστέλλειν ohne Zweifel den Vorzug verdient (vgl. auch den Korrekturvorschlag von Chartier διαστεῖλαι καὶ αἰσθ.).

52,5f.: εἰ mit dem Konjunktiv ist zwar etwas ungewöhnlich und „bei den attischen Prosaikern sehr selten und zweifelhaft" (Kühner–Gerth, Griech. Gramm. II, S. 474 Anm. 1; vgl. Blass–Debrunner,

[1] Der Aufbau der beiden στόματα ist der gleiche; sie unterscheiden sich lediglich dadurch, daß das Ostium der ἀρτηρία φλεβώδης (Ostium atrioventriculare sinistrum) von drei Häutchen verschlossen wird, während das der κοίλη φλέψ (Ostium atrioventriculare dextrum) nur zwei aufweist. Bei beiden ragen die Häutchen, die kräftiger sind als die der Semilunarklappen – Galen bezeichnet diese ihrer Gestalt wegen als σιγμοειδεῖς –, weil sie einem stärkeren Druck ausgesetzt sind, in die Herzventrikel hinein. Die Enden der Häutchen sind durch starke Bänder (Chordae tendineae) an der Ventrikelwand befestigt, so daß sich dadurch die στόματα entsprechend der Herzbewegung schließen und öffnen.

Grammatik des neutestamentl. Griechisch, 11. Aufl. Göttingen 1961, Bd. I Teil II, § 372,3), da es aber für Thukydides und Platon belegt ist, möchte ich es auch an unserer Stelle halten und ᾖ nicht als Schreiberversehen in εἴη ändern.

Ebenfalls auffallend ist der Gebrauch von εἶναι mit dem Adverb. Er findet sich bei Galen aber noch an anderen Stellen (z. B. XVIII B 331,9 u. 606,1 K.) und kommt nach Kühner–Gerth (I, S. 38; vgl. Blass–Debrunner § 434) auch sonst in der griechischen Literatur häufiger vor, weil εἶναι zum Teil als wirklich konkretes Verb verstanden „und daher ebenso wie die konkreten Verben durch Adverbien näher bestimmt" wurde. Eine Änderung des Adverbs φυσικῶς in φυσικῇ wäre infolgedessen unnötig, denn ᾖ hat hier die konkrete Bedeutung „erfolgen, stattfinden".

52,13: Die Korrektur des sicher falschen κινούμενον in κενούμενον erfolgte auf Grund zweier Parallelstellen bei Galen (De usu part. VII 9 = I 397,16 Helmr. und De motu thor. et pulm., bei Oribasius, CMG VI 2,2 S. 161,18), die im Ausdruck wörtlich mit unserer Stelle übereinstimmen: τῇ (τῆς) πρὸς τὸ κενούμενον ἀκολουθίᾳ (-ίας). Für das sachliche Verständnis dieser Stelle vgl. oben S. 84 f. zu 44,6.

52,16: Die Ergänzung von οὔτε τοῦ φάρυγγος (so L² am Rande) glaube ich als Interpolation betrachten zu können und nehme sie aus diesem Grunde nicht in den Text auf. Denn wenn Galen alle Organe, die die Luft in die Lunge leiten, aufgeführt hätte, so müßte auch noch die τραχεῖα ἀρτηρία genannt sein (vgl. S. 44,7), wenn er jedoch nur Beispiele angeführt hat, genügt es vollkommen, wenn nur Mund und Nase erwähnt werden.

54,16–20: Mit dem hier beschriebenen Versuch will Galen zeigen, daß die in der Nase befindliche Luft, ganz gleich, auf welche Weise sie bewegt wird, nur dann tiefer in den Körper eindringen kann, wenn sie irgendwo einen luftleeren Raum findet. In diesem speziellen Fall gelangt sie in die Mundhöhle, normalerweise in die Lunge oder zum Teil, wie wir in den folgenden Ausführungen Galens sehen werden, in das Gehirn.

56,12 f.: In den Worten οὐ μὴν οὐδὲ πιθανὸν τὴν φύσιν ἐπιτεχνήσασθαί τι τοιοῦτον μηδενὸς ἕνεκα manifestiert sich Galens teleologische Naturbetrachtung, die ein nicht zu übersehendes Faktum seines philosophischen Systems bildet und ihn dort, wo er sich theoretischen Spekulationen überlassen konnte – hauptsächlich in seinen physiologischen Schriften –[1], häufig zugunsten einer vorgefaßten Meinung zu falschen Ergebnissen geführt hat. Diese stehen z. T. in krassem

[1] Außer in unserer Schrift besonders in De fac. nat. und De usu part., was Ilberg veranlaßt hat, diese drei Schriften in dieselbe Zeit zu setzen (s. oben S. 67). Vgl. auch Beintker–Kahlenberg, Bd. V, S. 9.

Gegensatz zu seinen Erkenntnissen auf dem Gebiet der Anatomie, wo er sich allein auf das verlassen wollte, was das Auge sah, oder veranlaßten ihn, gewisse Probleme zu verschweigen, und so wird mit Recht behauptet, seine Teleologie habe bisweilen seine medizinische Forschung gehemmt.[1] Galen steht mit seiner teleologischen Betrachtungsweise jedoch in einer alten Tradition. Sie findet sich in ausgeprägter Form bereits bei Platon und Aristoteles, der, wie in vielen Fragen, so auch hier das große Vorbild des Galen gewesen sein dürfte, und sie ist – allerdings mit gewissen Einschränkungen – auch für den Arzt Erasistratos ausdrücklich bezeugt (Gal., De fac. nat. II 4 = Scr. min. III S. 167,8–13 Helmr.)[2].

56,18: Nach ἐνεργεῖν haben die Editoren der Bas., wie auch an anderen Stellen (s. S. 40,25f. und Erklärung zur Stelle), eine Lücke konstatiert – wahrscheinlich wegen der Bemerkung ἕνεκά τε τῶν εἰρημένων (Z. 22f.) –, die sie zu ergänzen versuchten.[3] Diese Ergänzung blieb bis in die Kühnsche Ausgabe hinein im Text stehen und findet sich auch in der lateinischen Übersetzung des Bellisarius. Sie erscheint mir jedoch überflüssig und darüber hinaus sogar sinnstörend. Denn aus Galens Beweisführung, die zwar negativ ist, weil sie nur aufzeigt, warum die σκληρόφθαλμα ζῷα keine Lider brauchen, gehen eindeutig die Gründe, die einen Schutz der andersgearteten Augen erforderlich machen, hervor, so daß es mir geradezu kleinlich vorkommt, von Galen zu fordern, er müsse sie unbedingt aufgeführt haben. Hinzu kommt ferner, daß der Satz, der die Ansicht des Aristoteles referiert, ausgezeichnet an den vorhergehenden Satz, und zwar in der kurzen Form, in der ihn die Hss. bieten, anschließt, weil gerade mit der Tatsache, daß nicht alle Lebewesen Augenlider haben, die Begründung dafür gegeben ist, daß der eigentliche Sinn der Augenlider nicht darin bestehen kann, die Tätigkeit der Augen zu unterbrechen. Es ist daher falsch anzunehmen, zwischen diesen beiden Sätzen habe noch etwas in dem Sinne der vorgeschlagenen Ergänzungen gestanden,

[1] Vgl. Simon, Gal. Anat. II, p. XLVI u. XLIX–LI. In Simon findet Galen einen gerechten Anwalt, der ihn gegen die allzu harten Angriffe der modernen Medizinhistoriker verteidigt, wenn er sagt, daß nicht nur und nicht gerade die Teleologie des Galen es war, die den Untergang der Medizin herbeigeführt hat, sondern daß einmal der Verfall der Wissenschaften überhaupt als eine Zeiterscheinung zu betrachten ist und zum anderen auch jede andere philosophische Anschauung lähmend auf eine objektive ärztliche Forschung gewirkt hätte, zumal die Teleologie das anpassungsfähigste unter den spekulativen Systemen ist.

[2] Siehe W. Theiler, Zur Geschichte der teleologischen Naturbetrachtung bis auf Aristoteles, Zürich 1925, S. 103; vgl. auch Beintker–Kahlenberg, Bd. V, S. 9.

[3] Eine dem Sinn nach gleichwertige, aber im Wortlaut etwas abweichende Zufügung machte an der gleichen Stelle auch Cornarius in seinem Exemplar der Galen-Aldina: ἀλλ' ἁπαλοί εἰσι καὶ διὰ τοῦτο εὐπαθεῖς, τούτου ἕνεκα τὰ βλέφαρα αὐτοῖς οἷον προβλήματά τινα ἔδωκεν.

weil dann eine zweifache Beantwortung der Frage vorläge, die die Wirkung der zweiten Begründung nur abschwächen könnte.

56,25f.: Mit κάραβοι, ἀστακοί und καρκίνοι bezeichnet man nach Aristoteles (z. B. Hist. anim. 525a 30ff.) verschiedene Gruppen der Crustaceen, die sich durch unterschiedlichen Körperbau voneinander unterscheiden, die πάγουροι dagegen gehören zu dem γένος der καρκίνοι (525b 5). Da eine Identifizierung mit den uns heute bekannten Krebsarten unsicher ist, habe ich auf eine Übersetzung der einzelnen Namen verzichtet (vgl. J. B. Meyer, Aristoteles Thierkunde. Ein Beitrag zur Gesch. d. Zoologie, Physiologie u. alten Philosophie, Berlin 1855, S. 237–255).

56,27: Man wird der Form θαλάμας doch wohl den Vorzug geben[1], da θαλάμη in der Bedeutung „Höhlung" in der medizinischen Literatur mehrfach belegt ist (gerade auch für die Augenhönlen, vgl. Liddell–Scott s. v.) und auch bei Galen vorkommt (z. B. De usu part. XI 3 und besonders XVI 3 = II 119,4 u. 384,24 Helmr.), obwohl gerade an unserer Stelle ein Vergleich der Höhlen mit Schlafgemächern an sich sehr reizvoll wäre. Da θάλαμος aber fast ausschließlich in der Sprache der Dichter vorkommt, scheint mir dieser Vergleich doch etwas gewagt.

58,8f.: Der Satz ὅσα γοῦν ἀδύνατα τῇ σφῶν αὐτῶν φύσει καὶ θεοῖς ἐστι ἀδύνατα ist bezeichnend für Galens religiöse Haltung, die eine konsequente Weiterführung seiner Teleologie darstellt und dadurch gekennzeichnet ist, daß an die Stelle der althergebrachten Verehrung der Götter „a new religion of the mind, based on the results of philosophical inquiry"[2] getreten ist. Ihr höchstes göttliches Prinzip ist die φύσις oder, anders ausgedrückt, der Demiurg, die Schöpferkraft, deren Weisheit und Macht sich in der vollendeten Schönheit, Größe und Zweckmäßigkeit der gesamten Schöpfung offenbart. Sie allein verdient es deshalb, verehrt zu werden, und nur ihre Verehrung bedeutet für Galen echte Frömmigkeit (vgl. De usu part. III 10 = I 174 Helmr.). Da also alles, was die Natur geschaffen hat, ganz gleich, ob es sich um die Gestirne oder um kleinste Teile eines Lebewesens handelt, Ausdruck höchster Vollkommenheit ist, ist jedes Eingreifen einer Gottheit in das Naturgeschehen von vornherein ausgeschlossen, denn „God observes the unchanging laws of nature and will never even attempt what is by nature impossible."[3] Der oben zitierte Satz muß aber zugleich auch als Zeugnis einer Kritik Galens an der jüdisch (–christlichen) Gottesvorstellung gewertet werden, wie ein Vergleich

[1] Dafür spricht auch die lateinische Übersetzung mit *cavernas* bei Rhazes (s. App. z. St.).

[2] R. Walzer, Galen on Jews and Christians, Oxford 1949, S. 24.

[3] Walzer, a. a. O., S. 28.

mit De usu part. XI 14 (II 158,20–159,3 Helmr.) zeigt. Denn dort macht er es speziell der mosaischen Religion zum Vorwurf, sie vertrete die Ansicht, Gott sei alles möglich (also auch das, was der Natur unmöglich ist), Gott könne sogar aus Asche ein Pferd oder einen Ochsen machen[1], wenn er es wolle, und stellt dem die Anschauung gegenüber, daß Gott nichts Unnatürliches, keine Wunder vollbringen kann, da er ja, ebenso wie die Natur, nur das Beste will, und daß er aus eben diesem Grunde immer mit ihr übereinstimmen muß.

58,11f.: βούλεται γὰρ ἐν τῷδε τὸν ὕπνον ἄλλο τι μᾶλλον ἢ ὕπνον ὑπάρχειν L: βούλεται γὰρ ἐν τῷδε τὸν ὕπνον ἀλλ' ὅτι μᾶλλον MP edd. Der Text der Hss. M und P läßt also, abgesehen von der Verschreibung von ἄλλο τι in ἀλλ' ὅτι (sie kann durch die irreführende Akzentuierung in L – ἄλλο^τι' – entstanden sein), die für das Textverständnis unbedingt erforderlichen Worte ἢ ὕπνον ὑπάρχειν weg, offenbar auf Grund eines konjekturalen Eingriffs, da der Text von L in der vorliegenden Form in der Tat unverständlich ist. In den vorhergehenden Ausführungen hat Galen festgestellt, daß aus teleologischen Gründen die Sinneswahrnehmungen immer tätig sein sollen. Wenn jedoch noch eine wichtigere Ursache, z. B. der Schlaf, vorhanden ist, so ist es unbedingt notwendig, aber auch durchaus verständlich, daß sie dann für eine bestimmte Zeit ihre Tätigkeit einstellen, und deshalb, so schließt er, besteht kein Grund zur Verwunderung, daß ihnen die Natur, das oberste Prinzip seiner Teleologie, die Ruhepause während des Schlafens einräumt; „denn sie will, daß in dieser Zeit nichts anderes stärker ist als der Schlaf." Dies dürfte wohl die einzig richtige Begründung für das zuvor Gesagte sein, und nicht, wie L liest, daß „der Schlaf etwas anderes mehr ist als Schlaf". Denn der Schlaf qua Schlaf ist es doch gerade, dessentwegen die Funktionen der Sinneswahrnehmungen nachlassen oder sogar ganz aufhören müssen (vgl. auch De sympt. caus.: ἐναργὲς δὲ οὐδὲν ἧττόν ἐστι καὶ ὡς κατὰ τοὺς ὕπνους ἤτοι παντάπασιν ἀργοῦσιν αἱ αἰσθήσεις ἢ ἀμυδρῶς ἐνεργοῦσιν VII 140,4f. K. oder ὁ δὲ ἐγκέφαλος οὐχ οὕτως, ἀλλ' ἐν μὲν ταῖς ἐγρηγόρσεσιν ἐνεργεῖ διὰ παντός, ὑπνούντων δὲ ἡσυχάζει . . . 141,2–4). Die Textänderung in M und P macht den Satz allerdings noch unverständlicher, da sie gerade die eindeutig richtigen Worte nicht lesen. Mir scheint es wahrscheinlicher, daß die Wörter τὸν ὕπνον (nach τῷδε) den Stein des Anstoßes bilden. Vielleicht hat in irgendeinem Vorfahren von L einmal ein Schreiber die Wörter κατὰ τὸν ὕπνον als nähere Erklärung zu ἐν τῷδε (sc.

[1] Über die Identifizierung dieses ἀδύνατον s. Walzer, a. a. O., S. 27 Anm. 4 und G. Strohmaier, Galen als Vertreter der Gebildetenreligion seiner Zeit, Vortrag geh. am 6. 9. 1962 auf der II. Internationalen Tagung der Sektion Alte Geschichte der Deutschen Historiker-Gesellschaft in Stralsund, erscheint im Protokollband dieser Tagung.

τῷ χρόνῳ) am Rande zugefügt, und durch ein Mißverständnis ist dann das verstümmelte τὸν ὕπνον in den Text geraten. Deshalb habe ich die beiden Wörter aus dem Text ausgeklammert und stattdessen ein οὐδὲν eingefügt, wodurch der geforderte Sinn hergestellt wird, ohne daß die sprachliche Form gestört ist.

58,13f.: Es ist unsicher, ob Galen bei den Worten λέλεκται ... ἐν ἑτέροις ὑπὲρ ἑκάστου τῶν φυσικῶν ἐν ἡμῖν ἔργων τε καὶ παθημάτων an eine bestimmte Schrift gedacht hat oder ob sie nur einen ganz allgemeinen Hinweis geben sollen. Mir ist jedenfalls keine Schrift bekannt, in der er grundsätzlich diese Fragen erörtert hätte, und ich kann deshalb hier nur auf De sympt. caus. (VII 140f. K.) verweisen, wo er einiges über die Natur und die Ursache des Schlafes sagt. Obgleich Galen in unserer Schrift (Z. 14f.) erklärt, es sei nicht leicht zu entscheiden, ob der Schlaf ein natürliches ἔργον oder ein πάθος ist, und wenn er sich auch nicht auf eine weitere Diskussion dieser Frage einläßt, so glaube ich doch auf Grund der aus De sympt. caus. angeführten Stelle behaupten zu können, daß er den Schlaf für ein πάθος gehalten hat. Denn er führt dort aus, daß der Schlaf sich infolge bestimmter körperlicher Veränderungen, d. h. also auf Grund von natürlichen Vorgängen im Körper, einstellt und daß auch der Grad seiner Intensität von eben diesen Vorgängen abhängig ist, so daß man doch wohl annehmen kann, daß er den Schlaf als ein πάθος, einen Zustand, der durch irgend etwas anderes (im vorliegenden Fall durch übermäßige Beanspruchung und Anfüllung des Gehirns mit Feuchtigkeit) hervorgerufen wird, angesehen wissen wollte, nicht aber als Funktion eines oder mehrerer Organe.

60,2: Es dürfte unumgänglich sein, das handschriftlich überlieferte ἄν – vielleicht läßt es sich als dittographische Verschreibung vor οὐδ. erklären – mit Kühn aus dem Text auszuklammern, denn „weder bei Homer noch später sind Ind. Praes. (Perf.) ... mit Modalpartikel anzuerkennen" (E. Schwyzer, Griechische Grammatik Bd. II, 2. Aufl. München 1960, S. 352; vgl. Kühner–Gerth, Griech. Gramm. I, S. 210). Wollte man es halten, müßte man die beiden Verbformen γεγόνασιν (Z. 2) und ἐργάζονται (Z. 3) recht gewaltsam in ἐγεγόνεσαν und εἰργάζοντο ändern, um so einen Irrealis zu bekommen, der m. E. jedoch nicht notwendig ist, da Galen das von Aristoteles angenommene Phänomen durchaus einmal in der Form einer realen Behauptung ausgesprochen haben kann.

60,10–19: Daß das Niesen als Mittel zur Entleerung und Reinigung des Kopfes zugleich als Heilmittel gegen Kopfbeschwerden dient, ist bereits aus dem Corpus Hippocraticum bekannt (z. B. Epid. VI 3 = V 324,3–6 L.; Prorrh. II 30 = IX 60,17–20 L.) und wird, wie wir aus der vorliegenden Stelle ersehen können, auch zu Galens

Zeiten angewendet. Und zwar ist es nach Auffassung des Pergameners nicht nur irgendein Heilmittel gegen Schwere im Kopf, sondern er bezeichnet es geradezu als μέγιστον ἴαμα κεφαλῆς ἀτμῶν πεπληρωμένης (De sympt. caus., VII 172,15 K.). Die lindernde Wirkung des Niesens beruht darauf, daß mit dem starken Luftstrom, der beim Niesen entsteht, sowohl der Überschuß an Luft als auch schleimige Exkremente (sie lagern sich nach Galens Ansicht im Gehirn ab) in größeren Mengen aus dem Gehirn entfernt werden (vgl. auch Galens Aphor.-Komm., XVIII A 159,13–160,2 K.). Daher wurden sogar bei Gehirnerkrankungen, bei Schlafsucht und Schwindelanfällen, Niesmittel als Medikamente verabreicht (vgl. Gal. X 931,9–15 K.).

60,16f.: Lautes Schreien und Niesen haben nach Galen die gleiche Voraussetzung, für beides ist kräftiges Ein- und Ausatmen erforderlich (vgl. Gal., Epid.-Komm., CMG V 10,2,2 S. 237,5–10). Während nun aber beim Niesen, wie er glaubt, durch die Heftigkeit des ausgeatmeten Luftstromes auch etwas von den Exkrementen, die sich in den Gehirnhöhlen befinden, mit fortgetragen wird, bedeutet das Schreien eine zusätzliche Belastung des Gehirns. Denn der Gehirnkörper werde längere Zeit hindurch von einem starken Luftandrang getroffen und mit sehr viel Luft angefüllt[1], ohne daß eine gründliche Entleerung von Stoffen aus dem Gehirn damit verbunden ist (vgl. Z. 14–16).

62,4: Mit κατά γε τὴν τῆς ποιότητος κοινωνίαν meint Galen die Ähnlichkeit der Konsistenz des Gehirns mit der der Duftstoffe. Die Beschwerden, die im Gehirn durch starke Düfte hervorgerufen werden, sind seiner Meinung nach jedoch zu heftig, um sie als συμπάθειαι zu erklären, die sich nur auf Grund der gleichen substantiellen Beschaffenheit einstellen würden. Es ist vielmehr nötig, daß das Gehirn von den Duftstoffen eine direkte Einwirkung erfährt, und das kann nur geschehen, wenn von ihnen tatsächlich etwas in das Gehirn gelangt.

62,6f.: Der Duft der Rosen besitzt nach Galens Auffassung kühlende Wirkung (vgl. oben S. 48,1–4), weil in ihrem Saft das kalte Element dominiert. Allerdings rechnen die Rosen und das aus ihnen gefertigte Rosenöl nicht zu den φάρμακα, die ἰσχυρῶς ψυχρά sind, sondern zu den ψύχοντα erster Ordnung. Denn in ihrer Mischung ist die Vorherrschaft, die ἐπικράτεια des Kalten gegenüber den anderen Komponenten nur sehr gering, so daß auch ihre kühlende Wirkung nicht sehr stark sein kann (Gal. XI 538f. u. 561,6f. K.; s. auch H. E. Sigerist, A History of Medicine, Vol. II: Early Greek, Hindu and Persian Medicine, New York 1961, S. 326).

[1] Eine Bestätigung dieser Behauptung ist die stärkere Gehirnbewegung während des Schreiens, die Galen bei der Gehirnsektion an lebenden Tieren beobachtete (vgl. Simon, Gal. Anat. II, S. 14f.).

62,9f.: Die Behauptung τῆς ἀναπνοῆς ὅλης ὑπ' ἐγκεφάλου γινομένης ἕνεκα τοῦ φυλάττεσθαι τῆς ἐν τῇ καρδίᾳ θερμασίας τὴν συμμετρίαν ist so zu verstehen, daß das Gehirn nur indirekt Urheber der gesamten Atmung ist, d. h. nur insofern, als die Bewegung des Thorax, die Voraussetzung für die Atmung und damit auch für die Temperierung der θερμασία τῆς καρδίας ist, durch motorische Nerven ausgelöst wird (διὰ τῶν ἀπ' ἐγκεφάλου νεύρων ἐπὶ τοὺς τοῦ θώρακος μῦς ἀφικνουμένων). Vgl. oben S. 44,22 f. τὸν ἐγκέφαλον ... διαστέλλοντα τὸν θώρακα...; Gal., De sympt. caus. II 4 = VII 172,18–173,2 K. Denn Galen hat sich in anderen Schriften von der Auffassung distanziert, das Gehirn sei für die Regulierung der Wärme im Herzen verantwortlich (s. De usu part. VIII 2 = I 446,5ff. Helmr.; vgl. auch De usu resp., IV 506,8–10 K., wo Galen ausdrücklich sagt, daß Herz und Gehirn verschiedene Atmungsorgane haben: τῷ μὲν [sc. ἐγκεφάλῳ] ῥῖνες, τῇ δὲ [sc. καρδίᾳ] πνεύμων).

62,11f.: Das Gehirn ist deswegen besonders empfindlich gegen übermäßige Abkühlung oder Erwärmung, weil seine Ventrikel Träger des lebenspendenden Elements, der Seelensubstanz, sind, die Galen als ἔμφυτος θερμασία oder πνεῦμα bezeichnet (De usu resp., IV 509,5f. K.), und weil von der richtigen Temperierung dieses πνεῦμα alle übrigen Körperfunktionen abhängig sind, und zwar so völlig, daß διὰ θερμασίας ἀμετρίαν ἀποθνήσκομεν (De usu resp., IV 510,6 K.). Daß aber auch die normale Temperierung der θερμασία τῆς καρδίας von großer Bedeutung für die Erhaltung des Lebens ist, beruht darauf, daß das Herz Ausgangspunkt des πνεῦμα ψυχικόν ist. In ihm verdampft bei einem ganz bestimmten Wärmegrad das Blut und wird zum πνεῦμα ζωτικόν, das durch die Arterien in das Gefäßsystem der vorderen Gehirnventrikel gelangt, dort zum πνεῦμα ψυχικόν umgewandelt und in die beiden übrigen Ventrikel zur Aufspeicherung weitergeleitet wird (s. De usu resp., IV 506,13–507,3 K. und De placit., V 605ff. K. = 601,8ff. Müller; vgl. Meyer-Steineg, Stud. zur Phys. d. Gal., S. 215ff.).

62,14: Das Verb σφίγγειν (so die Hss.) ist an dieser Stelle ohne Zweifel die richtige Lesung, da es den Sachverhalt genauestens wiedergibt. Denn damit beim Einatmen Luft in die Hohlräume (Ventrikel) des Gehirns gelangt, ist es notwendig, daß sich die Gehirnmasse zusammenzieht und so Platz schafft.[1] Infolgedessen muß die Bewegung eine „einengende" (σφίγγουσα) sein (vgl. auch oben S. 44,25 κίνησιν εἰς ἑαυτὸν sc. τὸν ἐγκέφαλον). Die Konjektur der Ald., σφύζουσαν, die alle späteren Ausgaben beibehalten haben, beruht offensichtlich auf einer Verkennung der von Galen geschilderten Bewegungsvorgänge im Gehirn, indem man annahm, das Gehirn müsse sich beim Einatmen

[1] Siehe oben S. 73f. zu 32,3–5; vgl. Meyer-Steineg, Stud. zur Phys. d. Gal., S. 217.

ausdehnen, wie es beispielsweise bei der Lunge der Fall ist. Daher glaubte der Korrektor, das Verb σφίγγειν durch ein neues ersetzen zu müssen, und kam durch die itazistische Verschreibung in P (σφύγγουσαν) auf σφύζειν, obwohl es sachlich falsch ist, da man die Gehirnbewegung im Sinne Galens nicht als „schlagend" bezeichnen kann (vgl. oben S. 73 zu 32,3–5).

64,3: Wie schon mehrfach festgestellt wurde, ist der Text am Ende unserer Schrift verstümmelt.[1] Die letzten Worte, die wir sicher lesen, sind die rhetorische Floskel καίτοι τί λέγω. Fraglich dagegen erscheint mir, ob mit dem folgenden κοιλίας der ursprüngliche Wortlaut richtig wiedergegeben ist, da die ersten fünf Buchstaben dieses Wortes in L radiert und von L² – vielleicht nur sinngemäß – zu κοιλίας ergänzt sind. Aber nicht nur die Unsicherheit der Überlieferung hat mich davon abgehalten, das Wort κοιλίας als Akkusativobjekt zu λέγω in den Fragesatz mit hineinzunehmen, sachliche Überlegungen waren hier ausschlaggebend. Wenn wir mit Schöne (Quellen und Stud. z. Gesch. d. Naturwiss. 3, S. 329), der hier, ohne die Korrektur im Laurent. zu beachten, dem Text der Ausgaben folgt, καίτοι τί λέγω κοιλίας lesen, sind wir auch gezwungen, mit ihm zu folgern, daß Galen etwa folgenden Gedanken angeschlossen haben muß: „Tritt ja doch auch schon durch einen nur auf die Gehirnhaut mit dem sog. Meningophylax allzu stark und unvorsichtig ausgeübten Druck bei Schädelanbohrungen sofort Erstarrung des Patienten ein", um dann wiederum auf den Hauptgegenstand seiner Erörterung zurückzukommen. Doch handelt Galen an unserer Stelle ja nicht über die Druckempfindlichkeit des Gehirns schlechthin, sondern speziell über die Gehirnkammern, so daß eine solche Abschweifung gar zu abwegig erschiene. Ich halte es vielmehr für wahrscheinlich, daß die Einschränkung καίτοι τί λέγω nicht nur dem vorhergehenden Satz, sondern dem ganzen letzten Abschnitt gilt, der mit πῶς οὖν οὐκ ἄν τινα πρὸς τοῦτο κίνησιν ἡ φύσις ἔδωκεν αὐτῷ σύμφυτον (62,12f.) beginnt. Denn bisher hat Galen es als Frage formuliert, ob eine Eigenbewegung des Gehirns denkbar wäre, und wird nun fortgefahren sein: „Aber was rede ich? Warum stelle ich die Gehirnbewegung überhaupt in Frage? Bei Schädeltrepanationen und bei Säuglingen sieht man ja ganz deutlich, daß sich das Gehirn hebt und senkt", ähnlich wie wir es oben in dem bisher ungedruckten Textabschnitt (S. 32,3–5) gelesen haben. In diesem Zusammenhang wird er dann noch einmal darauf hingewiesen haben, daß beim Einatmen Luft in die vorderen

[1] Bereits im Laurent. 74,3 wurde das Fehlen des Schlusses von unserem Korrektor vermerkt; ebenso Cornarius (Gruner, S. 54), J. Ilberg, RhMus. 47, S. 509 Anm. 3 und H. Schöne, Quellen u. Stud. z. Gesch. d. Naturwiss. 3, S. 329. Zur Ursache des Textausfalls s. oben S. 15.

Gehirnventrikel gelangt, und vielleicht dürfen wir vermuten, daß er jetzt auch etwas Näheres darüber gesagt hat, warum gerade die vorderen Gehirnkammern bzw. deren Ausläufer die Bedingung eines ἀτμοειδὲς ὄργανον erfüllen. Denn diese Begründung wurde bisher noch nicht gegeben, sie ist aber unerläßlich, da nur sie zeigen konnte, wie sich Galen den eigentlichen Vorgang der Geruchswahrnehmung vorstellte, ob er die Substanz der Ventrikel als Wahrnehmungsträger ansah oder einen in ihnen enthaltenen Stoff.

Grundsätzlich neue Probleme wird Galen in dem verlorenen Schlußteil nicht mehr angeschnitten haben, zumal er am Anfang dieses Kapitels bereits die drei ersten von den im 4. Kapitel (S. 46,24–48,4) genannten Beweispunkte, deren Behandlung noch ausstand, zur Sprache gebracht hat. Daß das vorliegende Kapitel das Schlußkapitel unserer Schrift gewesen ist, wird vielleicht auch durch ein bisher noch nicht identifiziertes Oribasiusexzerpt bestätigt: καὶ φαίνεταί γε ἐναργῶς ἡ κατὰ τὸν ἐγκέφαλον κίνησις, ἥντινα κίνησιν ἔν τε τοῖς βρέφεσι καὶ τοῖς ἀνατιτραμένοις θεάσει. αὕτη μὲν οὖν ἡ κίνησις αὐτῷ κατὰ φύσιν τε καὶ διὰ παντὸς ὑπάρχει· προσγίνεται μὴν ἑτέρα τις ἐναργῶς φαινομένη κατὰ πάντα τὰ ζῷα· ... καί μοι δοκεῖ τοῦτο συμβαίνειν ὑπό τε θερμασίας πλείονος ἀναπτομένης ἐν ταῖς μεγάλαις φωναῖς, ἐκθλιβομένων τε τῶν ὑλῶν ἄνω. προνοεῖται μὲν οὖν καὶ τῆς καρδίας ὁ ἐγκέφαλος· προνοεῖται δὲ δήπου πολὺ πρότερον ἑαυτοῦ, διαστέλλων μὲν τὸν θώρακα τῆς καρδίας ἕνεκα, διαστέλλων δὲ καὶ τὰς ἐν ἑαυτῷ κοιλίας ἑαυτοῦ χάριν. ἕλκει δὲ διὰ μὲν τῶν κοιλιῶν τούτων τὸν ἐκ τῆς ῥινὸς ἀέρα, διὰ δὲ τοῦ θώρακος τὸν ἐκ τῆς τραχείας ἀρτηρίας καὶ φάρυγγος, ᾧ πάλιν ὁ ἔξωθεν ἀὴρ ἐξ ἀνάγκης ἕπεται· διὸ οὖν ἡμῖν εὕρηται τό τε ἀναπνεῖν εἰς τὸν ἐγκέφαλον καὶ τὸ τῶν ὀσμῶν ὄργανον εἶναι τὰς κοιλίας αὐτοῦ, μάλιστα δ' αὐτῶν τὰ κάτω πέρατα, πλησιάζοντα τοῖς ἠθμοειδέσιν ὀνομαζομένοις ὀστοῖς (CMG VI 2,1 S. 18,1–5 u. 9–19). Dieser Text steht am Ende des Abschnittes Περὶ τοῦ τῆς ὀσφρήσεως ὀργάνου, allerdings unterbrochen durch einen Satz aus Galens Anatomie (Simon, Gal. Anat. II, S. 14f.)[1], und schließt unmittelbar an ein Exzerpt aus dem erhaltenen Schlußteil unserer Schrift (S. 62,18) an, so daß schon dadurch die Annahme gerechtfertigt ist, diese Sätze könnten zu dem verlorenen Schluß gehören. Aber auch inhaltlich läßt sich dieses Oribasiusstück gut an unseren Schluß anfügen, da hier ebenfalls die Gehirnbewegung[2]

[1] Ob Raeder mit diesem Quellennachweis recht hat, ist nicht sicher auszumachen, da für diesen Teil der Galenischen Anatomie der griechische Text fehlt und wir auf die arabische Übersetzung angewiesen sind.

[2] Daß Galen auch sonst zwischen zwei Arten der Gehirnbewegung unterschieden hätte, ist mir nicht bekannt. Vielleicht beruhen die Worte προσγίνεται μὴν ἑτέρα τις (sc. κίνησις τοῦ ἐγκεφάλου) auf einem Mißverständnis des Oribasius oder sind seiner stilistischen Umformung zuzuschreiben.

behandelt wird. Es wäre auch sehr verlockend, sich den bei Oribasius überlieferten Schlußsatz, der mit seinem διὸ οὖν ἡμῖν εὕρηται einen ausgezeichneten Abschluß einer Schrift bilden würde, als abschließende Zusammenfassung am Ende von Galens Schrift zu denken. Dabei steht es freilich außer jedem Zweifel, daß Galens Ausführungen vor dem Schlußsatz ausführlicher gewesen sind als die kurzen Sätze bei Oribasius.

2. Die antiken Anschauungen vom Riechorgan und der Beitrag Galens

Von grundlegender Bedeutung für die Anschauungen der Antike vom Wesen der Sinneswahrnehmungen allgemein und damit zugleich auch des Geruchsorgans ist die Lokalisierung des Zentralorgans der Sinnesempfindungen.[1] Das ursprünglichere und naivere Denken machte das Herz zum Sitz der seelischen Kräfte, womit auch das Wahrnehmungsvermögen dort stationiert wurde, was später die falsche Vorstellung hervorrief, daß die Nerven als Träger der Sinneswahrnehmungen ihren Ausgangspunkt im Herzen hätten. Die Hauptvertreter dieser Ansicht sind Empedokles[2], Diokles von Karystos[3], Aristoteles[4] und die meisten Stoiker[5]. Im Gegensatz dazu steht eine von richtigen Beobachtungen der Vorgänge im Körper der Lebewesen ausgehende Erklärung der Sinnesphysiologie, die das Gehirn als Zentralorgan der Sinneswahrnehmungen, als den Sitz der eigentlichen Wahrnehmungsorgane ansieht. Diese Auffassung wurde bereits von Alkmaion von Kroton[6], der um die Wende vom 6. zum 5. Jahrhundert als Arzt tätig war, vertreten; sie findet sich auch im Corpus Hippocraticum[7] und bei Platon[8]. Aus literarischen Zeugnissen erfahren wir, daß es unter den Anhängern beider Anschauungen zu heftigen Kontroversen kam, an denen sich auch Galen, der sich auf Grund seiner anatomischen Erfahrung an die von Alkmaion begründete Lehre anschloß, beteiligte.[9]

1 Eine kurze Darstellung dieses Problems mit Quellen- und Literaturhinweisen findet sich bei M. Wellmann, Die Fragmente der sikelischen Ärzte, Berlin 1901, S. 14–16 (vgl. auch S. 44–50).

2 DK I⁹ S. 307,31f.

3 Wellmann, a. a. O., S. 122 Frgm. 14.

4 Z. B. De iuventute 469a 5–27; De part. anim. 647a 24–31.

5 Siehe Zeller, III 1 S. 200 Anm. 4.

6 DK I⁹ S. 212,16f.; 213,11f.

7 Hipp., De morb. sacr. cap. 16 (VI 390,10 392,3 L.).

8 Tim. 44d; 67b; 76c/d.

9 Z. B. polemisiert der Autor von De morb. sacr. (cap. 16 u. 17 = VI 390,10ff. L.) ausdrücklich gegen diejenigen, die das Zwerchfell oder das Herz als Zentralorgan des Körpers ansehen, und ebenso macht Galen, De placit. (V 187f. K. = 143f. Müller) es Chrysipp, Praxagoras und Aristoteles zum Vorwurf, daß sie das Herz als ἀρχὴ τῶν νεύρων bezeichnen. Aristoteles, De part. anim. (656a 15–27) dagegen verurteilt ohne Namensnennung die auch von Platon (Tim. 76c/d) geäußerte Anschauung, daß das Gehirn infolge seiner eigentümlichen Beschaffenheit Wahrnehmungsorgan sei.

Es ist anzunehmen, daß aus der unterschiedlichen Lokalisierung des Zentralorgans der Sinneswahrnehmungen auch eine unterschiedliche Erklärung der einzelnen Wahrnehmungsorgane und ihrer Funktionen resultierte. Auf Grund der bruchstückhaften Überlieferung des gesamten antiken Schrifttums, besonders des naturwissenschaftlichen, ist es jedoch nicht möglich, eine fortlaufende Entwicklung der Vorstellung von der Geruchswahrnehmung bis auf Galen aufzuzeigen oder auch nur einzelnen Autoren bestimmte Theorien zuzuweisen. Wir müssen uns daher auf eine kurze Darstellung der sehr wenigen und ganz allgemeinen Bemerkungen zum Thema Geruchswahrnehmung[1] bei den Philosophen und Ärzten vor Galen beschränken.

Aus der frühen Zeit griechischen Denkens sind keine direkten Äußerungen zu dem Thema Geruchsphysiologie überliefert. Die Anschauungen der Vorsokratiker zu diesem Problem sind uns nur aus doxographischen Schriften der Antike, aus den Placita des Aëtius und aus Theophrasts Schrift De sensibus[2] bekannt. Dort ist die früheste Erwähnung der Geruchswahrnehmung für Alkmaion bezeugt.[3] Er lehrte, daß der Geruch zusammen mit der Luft durch die Nase eingeatmet wird und durch πόροι (hohle Gänge)[4], die alle Sinnesorgane mit dem Gehirn verbinden, zum Gehirn gelangt. Hier findet dann die eigentliche Geruchswahrnehmung statt. Anaxagoras[5] und Kleidemos[6] sollen ebenfalls der Auffassung gewesen sein, daß

1 Es würde den Rahmen dieser Arbeit, die sich mit den antiken Kenntnissen vom anatomischen Bau des Geruchsorgans und seinen physiologischen Funktionen beschäftigt, sprengen, wollte man in diesem Zusammenhang auch auf die Lehren der antiken Autoren vom Wesen der Geruchsstoffe und auf die Rolle, die Riechen und Niesen in der alten Medizin gespielt haben, näher eingehen. Denn die Fülle des Materials dieser beiden Themen ist so groß, daß es sicher eine lohnende Aufgabe wäre, sie gesondert zu behandeln.

2 Siehe H. Diels, Doxogr. Gr., S. 407 u. 502–510.

3 DK I⁹ S. 212,1f. 8f. 16f.; 213,11f.

4 Siehe J. Schumacher, Antike Medizin I: Die naturphilosophischen Grundlagen der Medizin in der griechischen Antike, Berlin 1940, S. 76f.; vgl. auch meinen Vortrag: Die Entwicklung der Geruchsphysiologie in der Antike in ihrem Zusammenhang mit der Entwicklung der Anatomie, geh. am 21. 9. 1962 auf dem XVIII. Internationalen Medizinhistorikerkongreß in Warschau, erscheint im Tagungsprotokoll.

5 DK II⁹ S. 28,4. Seine Vorstellung, daß Wahrnehmungsgegenstände nur durch entgegengesetzte Medien erkannt würden (a. a. O., S. 27,31f.), verbindet ihn mit Alkmaion (DK I⁹ S. 211,34f.). Da sich jedoch bei beiden keine konkrete Anwendung dieser Theorie auf das Geruchsvermögen findet, ist diese Beobachtung für unsere Darstellung ohne Belang. Ebenfalls belanglos sind in unserem Zusammenhang die Ausführungen des Anaxagoras über die qualitativen Unterschiede der Luft und ihre damit verbundene unterschiedliche Riechbarkeit (a. a. O., S. 28,15–21).

6 DK II⁹ S. 50,15f. Dieser Kleidemos ist vielleicht ein Naturwissenschaftler und sicher von dem Atthidographen zu trennen (s. DK II⁹ S. 50 App. zu Z. 7).

die Geruchswahrnehmung beim Einatmen erfolgt, es wird jedoch kein bestimmtes Organ dabei genannt. Empedokles vertrat, wie wir bereits erwähnten, die Meinung, daß das Herz Sitz der seelischen Kräfte sei, so daß man annehmen muß, daß er auch das eigentliche Geruchsvermögen im Herzen lokalisiert gedacht hat. Aber da direkte Zeugnisse fehlen, sind wir auf Vermutungen angewiesen. Es wird nur berichtet, Empedokles sei der Ansicht gewesen, daß wir riechen, wenn wir mit der Lunge einatmen, und daß infolgedessen die Geruchswahrnehmung gestört ist, wenn man an Katarrhen leidet.[1] Da jedoch auch das Gehirn nicht erwähnt wird, darf man im Hinblick auf das Gesagte vielleicht darauf schließen, daß es für ihn keine Bedeutung für die Geruchswahrnehmung hatte. Diogenes von Apollonia[2] steht mit seiner Erklärung der Geruchswahrnehmung wiederum der Auffassung des Alkmaion nahe. Von ihm ist sogar eine Erläuterung des Wahrnehmungsvorganges überliefert: Der Geruch vermische sich mit der Luft, die das Gehirn umgibt, da sie normalerweise eine gewisse Dichte aufweist, die der Konsistenz des Geruchs entspricht.

Eine etwas detailliertere, wenn auch unklare, Darstellung der Geruchswahrnehmung findet sich in der hippokratischen Schrift De carnibus (cap. 16).[3] Wir erfahren, daß das Gehirn den Geruch wahrnimmt, indem es ihn mit der Luft zu sich heranzieht, eine Behauptung, die wir bereits bei Alkmaion gelesen haben. Dem wird aber noch hinzugefügt, daß die Geruchsstoffe, wenn sie durch die Nase ins Gehirn gelangen, trockene Bronchien passieren. Mit dem Hinweis, das Gehirn rieche trockene Stoffe, da es selbst feucht ist, es rieche aber nichts, was feuchter ist als es selbst, scheint die von Anaxagoras vertretene Lehre angedeutet zu sein, nach der die Sinneseindrücke durch entgegengesetzte Medien hervorgerufen werden.[4] Recht unklar

1 DK I^{9} S. 307,15–17 (vgl. S. 302,13–15). Aus der Kritik, die Theophrast, De sensibus (DK I^{9} S. 304,39–305,11) an den Anschauungen des Empedokles hinsichtlich der Geruchswahrnehmung übt, erfahren wir zugleich auch einiges über dessen eigene Ansichten zu diesem Problem. Er schränkte die Bedeutung ein, die dem Einatmen bei der Geruchswahrnehmung allgemein zugesprochen wurde, indem er es lediglich als akzidentielle Ursache bezeichnete, und bewies auch die Unhaltbarkeit der Behauptung, daß feine und leichte Stoffe besonders viel Geruch ausströmen, mit dem Hinweis auf die Geruchlosigkeit der „leichtesten" Stoffe – Feuer und Luft. (Theophrasts Lehre vom Geruch ist zusammenfassend dargestellt von G. M. Stratton, Theophrastus and the Greek physiological psychology before Aristotle, London 1917, S. 36–42. Es erübrigt sich, näher darauf einzugehen, da Theophrast nichts über die Geruchs*wahrnehmung* und das Geruchs*organ* sagt, sondern nur das Wesen des Geruchs erklärt.)

DK II^{9} S. 55,9–13 u. 20–24.

VIII 604,7–20 L.

Siehe F. Willerding, Studia Hippocratica, Diss. Göttingen 1914, S. 65. Auf einem Irrtum scheint es zu beruhen, wenn Deichgräber (Περὶ σαρκῶν S. 50)

sind auch die anatomischen Angaben des Autors. Die βρόγχια als Gänge des Os ethmoidale (so Liddell–Scott s. v.; vgl. Deichgräber, a. a. O., S. 50) zu erklären, halte ich für zu gewagt, zumal der Gebrauch dieses Wortes in der Anatomie der Nase nur hier belegt ist. Ich glaube vielmehr, daß damit die Nasenhöhlen gemeint sind, da ja auch weiter unten von den trockenen Höhlungen der Nase die Rede ist, bei denen der Verfasser der Schrift vermutlich an eben die Hohlräume dachte, die er oben als βρόγχια bezeichnet hatte. Auch bei den Worten ἐς τὰ κοῖλα τῆς ῥινός müssen wir vorsichtig sein, denn das Gehirn kann sich doch höchstens bis „an" die Nasenhöhlen herabziehen, nicht aber „in" sie hinein, weil sich zwischen Nase und Gehirn, wie der Autor selbst sagt, eine mit einem Schwamm zu vergleichende Knorpelschicht[1] befindet.

Die Ausführungen Platons zu dem Thema Geruchswahrnehmung[2] sind für uns bedeutungslos, da er lediglich über die Konsistenz der Geruchsstoffe handelt, ohne die Frage nach dem Ort und der Art der Geruchswahrnehmung zu berühren. Ganz anders Aristoteles. Er ist überhaupt der erste Autor, in dessen Schriften[3] wir nähere Einzelheiten, zwar weniger von dem anatomischen Bau des Riechorgans, als vielmehr über den Vorgang des Riechens erfahren. Da er mit Empedokles das Wahrnehmungszentrum im Herzen lokalisierte, hat er nicht, wie Alkmaion oder der Verfasser von Περὶ σαρκῶν, das Gehirn zum Träger der Geruchswahrnehmung gemacht. Doch brauchen wir hier nicht auf Details einzugehen, da wir seine Ansichten weiter unten (S. 106f.) ausführlicher behandeln werden.

Da uns über die alexandrinischen Lehren zur Geruchsphysiologie nichts bekannt ist, können wir uns im folgenden dem nachgalenischen Schrifttum zuwenden. Hier müssen wir feststellen, daß zu unserem Thema nichts Neues mehr gesagt wird. Bei der Behandlung der Nase und des Riechens in der Enzyklopädie des Oribasius[4] handelt es sich

behauptet, dieser Beobachtung liege der von Empedokles formulierte Satz, „daß Gleiches nur mit Gleichem erkannt werden könne", zugrunde. Denn die Lösung des bestehenden Problems ist wohl evident, wenn die trockenen Geruchsstoffe trockene Bronchien passieren müssen, um auch wirklich in trockenem Zustand ins Gehirn zu kommen; das Problem wäre aber keineswegs gelöst, wenn den trockenen Bronchien die Aufgabe zufiele, die ohnehin trockenen Stoffe an die Feuchtigkeit des Gehirns anzugleichen. Einen Sinn hätten sie dann doch wohl nur, wenn ihnen im Falle der trockenen Geruchsstoffe die Funktion der Wahrnehmung zukäme. Davon wird jedoch nichts gesagt.

[1] Hiermit dürfte das Os ethmoidale gemeint sein, vgl. De loc. in hom. cap. 2 (VI 278,19 L.): κατὰ δὲ τὰς ῥῖνας ... σομφὸν ... οἷον σπογγία.

[2] Tim. 66d–67a.

[3] De sens. 442b 27ff.; De anima 421a 7ff.

[4] CMG VI 2,1 S. 16–18.

lediglich um Exzerpte aus Galen, zumeist sogar aus unserer Schrift (vgl. oben S. 23). In den Werken des Aëtius Amidenus[1] und Paulus von Aegina[2] wird das Problem der Geruchswahrnehmung nur kurz gestreift, soweit es von pharmakologischem Interesse ist, wobei sich die Autoren ebenfalls auf bekanntes Gedankengut stützen, wie ja überhaupt das Wesen der medizinischen Literatur nach Galen hauptsächlich darin besteht, das bereits vorhandene Wissen zu bewahren und weiter zu tradieren, und wir können beobachten, daß gerade Galens Schriften großes Ansehen genießen. Daher überrascht es nicht, daß auch die kurzen Ausführungen über die Sinneswahrnehmungen und der Abschnitt Περὶ ὀσφρήσεως aus der Schrift De nat. hom. des Nemesius von Emesa[3] (um 400 n. Chr.) stark an Galen anklingen.[4] Noch viel auffälliger ist die Abhängigkeit von Galen bei Theophilus Protospatharius, einem angesehenen Arzt am byzantinischen Hof (9. Jahrhundert[5]), dessen Schrift De corp. hum. fabrica[6] eine freie Bearbeitung von Exzerpten aus Galen, De usu part. darstellt.[7] In unserem Zusammenhang interessieren besonders die Aus-

[1] CMG VIII 2 S. 244f. u. 248.

[2] CMG IX 1 S. 193–196 u. 205–207.

[3] ed. Matthaei, S. 174–177 u. 199.

[4] Ebensowenig originell ist es, wenn wir bei Cassiodor, De anima (ed. J. W. Halporn in: Traditio 16, 1960, S. 69f. u. 91) lesen: „Nares etiam fragrantium corporum varios odores attrahunt, sed quid oleant ipsae non sentiunt. Cerebrum denique nostrum licet sensum membris reliquis tradat, ipsum tamen sensum legitur non habere." oder „Tertius odoratus est qui diversos odores assumens, vim redolentium corporum quasi quodam invisibile fumo naribus suscepto, competenti aspiratione perpendit."

[5] So K. Deichgräber, Art. Theophilos, Sp. 2148. Die Datierung dieses Autors ist jedoch umstritten, von der Mehrzahl der Forscher wird er bereits in das 7. Jahrhundert datiert (vgl. I. Bloch, Byzantinische Medizin, S. 546; K. Krumbacher, Gesch. d. byzantinischen Literatur, in: Handbuch d. klass. Altertumswiss., hrsg. von I. v. Müller, Bd. 9,1, München 1897, S. 614).

[6] ed. Greenhill, Oxford 1842.

[7] Siehe K. Deichgräber, Art. Theophilos, Sp. 2148. An dieser Stelle sei noch einmal darauf hingewiesen, daß es auf einem Irrtum beruht, wenn – wie bei Landois–Rosemann, Physiologie, S. 745 – behauptet wird, Theophilos habe als erster den Bulbus olfact. als wirklichen Nerv erkannt (s. auch I. Bloch, Byzantinische Medizin, S. 546). Wenn er auch schreibt ἐκφύεται μὲν οὖν ἡ πρώτη συζυγία τῶν νεύρων ἀπὸ τῶν ἐμπροσθίων κοιλιῶν τοῦ ἐγκεφάλου, κατερχομένη πρὸς ἑκατέραν κοιλότητα τῆς ῥινὸς, δι' ὧν νεύρων καὶ τὴν διάγνωσιν ποιεῖται τῶν ὀσφραντῶν ὁ ἐγκέφαλος (a.a. O., S. 144), so ist doch die Bestimmung des ersten Nervenpaares bei ihm ebensowenig eindeutig wie bei Galen (vgl. oben S. 71f. zu 30,13 f.). Denn etwas weiter unten stellt er es frei, ob man Riech- und Sehnerv gemeinsam als I. Nervenpaar oder den einen als I. und den anderen als II. bezeichnet (a. a. O., S. 151), und führt dann ohne jede Erklärung die motorischen Augennerven als II. Nervenpaar an, woraus eindeutig hervorgehen dürfte, daß er der richtigen Kenntnis und Beurteilung der Gehirnnerven keinen Schritt näher gekommen ist als Galen. Ebenfalls auf einer Fehlinterpretation beruht die Behauptung, daß Rufus von Ephesus (um 100 n. Chr.)

führungen über das Gehirn, die Nerven und die Nase (a. a. O., S. 140–150).

Der kurze historische Überblick hat deutlich gemacht, daß die vorliegende Abhandlung Galens die einzige aus dem Altertum erhaltene Schrift ist, die ausschließlich und mit großer Ausführlichkeit die Probleme der Geruchswahrnehmung behandelt und uns eine genauere Kenntnis der Vorstellungen der Antike – sei es auch nur des 2. nachchristlichen Jahrhunderts – von der Geruchsphysiologie vermittelt. Ob aber auch der Wert der sachlichen Aussagen dieser Schrift so groß ist, daß sie uns das Vorhandensein anderer Erklärungen der Geruchswahrnehmung nicht vermissen lassen, wird am besten eine Gegenüberstellung der Galenischen Lehre mit der des Aristoteles[1] zeigen.

Nach Aristoteles hat das Riechorgan, die Nase, ihren Sitz in der Nähe des Gehirns wegen der Ähnlichkeit, die zwischen der Substanz des Gehirns und der des Geruchs besteht.[2] Den eigentlichen Vorgang des Riechens hat sich Aristoteles folgendermaßen vorgestellt: Das σύμφυτον πνεῦμα, das, vom Herzen ausgehend, durch die Adern zum Gehirn und von da aus durch Gänge (πόροι) in die Nase gelangt, nimmt dort die mit der eingeatmeten Luft in die Nase eindringenden Gerüche

den Durchtritt der Riechnerven durch die Siebbeinplatte gesehen habe (Landois–Rosemann, a. a. O.). Denn an der Stelle, wo Rufus sagt, διὰ πάντων αὐτῶν (sc. ἠθμοειδῶν) νεῦρα διαπεφυκότα ὁρᾶται, handelt es sich nur um Durchbohrungen des Schädelknochens an den Übergängen zum Rückenmark, zu den Gehörgängen und an den Kiefergelenken (De corp. hum. appell., ed. Daremberg–Ruelle S. 152f.). Dagegen vertritt er wenig vorher (a. a. O., S. 151), ebenso wie Galen, die Ansicht, daß durch die Öffnungen der Siebbeinplatte Schleim ausgeschieden wird, und wir dürfen daraufhin wohl mit Recht behaupten, daß Rufus genausowenig wie Galen die Riechnerven und ihren tatsächlichen Verlauf gekannt hat.

1 Aristoteles ist der einzige Autor, mit dessen Anschauungen sich Galen in unserer Schrift kritisch auseinandersetzt. Äußerungen wie δοκεῖ τισιν ἡ μὲν ῥὶς πόρος εἶναι τῶν ὀσφρητῶν, αὐτὸ δὲ τὸ τῶν ὀσμῶν αἰσθανόμενον σῶμα προσωτέρω που τετ άχθαι (S. 34,18f.) oder εἰ δέ τις φαίη τῶν δι' ἀναισθησίαν εἰκῇ πολλὰ φθεγγομένων ἐν τῷ τῆς εἰσπνοῆς χρόνῳ τοὺς πόρους ἀνοίγνυσθαι μόνον (S. 52,21–23) zeigen aber, daß er auch noch Ansichten anderer zu dem Thema „Riechorgan" gekannt hat. Offenbar handelt es sich dabei um – jedenfalls in den Augen Galens – wertlose Angaben unmaßgeblicher Autoren, da er weder ihre Namen nennt noch auf ihre Anschauungen näher eingeht, was um so bedauerlicher ist, als wir auf diese Weise zwar erfahren, daß man sich auch in der Zeit zwischen Aristoteles und Galen mehrfach eingehender mit dem vorliegenden Gegenstand beschäftigt hat, aber unsere konkreten Kenntnisse von der historischen Entwicklung der Vorstellungen von dem Riechorgan nicht gefördert werden.

Wenn wir jedoch die oben S. 69 dargelegte Ansicht akzeptieren, daß der Text S. 30,1–32,21 ein Exzerpt aus der „Anatomie" des Marinos ist, könnten wir aus der Übereinstimmung in den Grundanschauungen der Geruchsphysiologie, die ohne Zweifel zwischen den beiden getrennt überlieferten Textfassungen besteht, folgern, daß Galen die Schrift des Marinos als Quelle benutzt hat.

2 Siehe De sens. 438 b 24–26; vgl. De part. anim. 656 b 31 f.

auf und leitet sie an das Wahrnehmungszentrum weiter.[1] An anderer Stelle (De anima 421 b 32–422 a 3 und De sens. 444 b 21–24) lehrt Aristoteles dann noch, daß das ὀσφρητικὸν ὄργανον irgendwie durch einen Deckel verschlossen ist, der beim Einatmen geöffnet wird und so die Geruchswahrnehmung ermöglicht. Daraus können wir schließen, daß Aristoteles die Gänge, die seiner Meinung nach von der Nase ins Gehirn führen, als Riechorgan bezeichnet haben muß, da er nur von ihnen annehmen konnte, daß sie durch Deckel zu verschließen sind, und daß er der Ansicht war, daß in ihnen die Vermischung der Geruchsstoffe mit dem σύμφυτον πνεῦμα stattfand, daß aber die eigentliche Geruchswahrnehmung erst im Herzen vor sich ging. Wir geben Galen gern zu, daß diese knappen Ausführungen des Aristoteles, die zudem einer exakten anatomischen Grundlage entbehren, keineswegs eine klare Vorstellung vom Riechorgan und seinen Funktionen vermitteln, sondern der Phantasie des Lesers ein weites Betätigungsfeld lassen.[2] Die Ursache dafür wird man darin zu suchen haben, daß Aristoteles keine Lösung für den Widerspruch fand, der sich für ihn aus dem Zugeständnis ergab, daß die Sinnesorgane ihren Sitz im Kopf haben, und der rein spekulativen Annahme, daß das Herz Zentralorgan für alle Sinneswahrnehmungen sei.[3] An diesem Gegensatz von spekulativer Theorie und wirklicher Naturbeobachtung ist aber letztlich auch Galen gescheitert, wenn er auch mit Hilfe seiner gründlicheren anatomischen Kenntnisse und dadurch, daß er das Gehirn als Ursprung der Nerven anerkannte, den richtigen Vorstellungen der Geruchsphysiologie schon näher gekommen ist als Aristoteles.

[1] De gen. anim. 744 a 2–5 und De part. anim. 659 b 17 f.; der hier dargelegten Ansicht widerspricht es, wenn es in den sicherlich unechten Problemata heißt: πρὸς γὰρ ἐγκέφαλον περαίνουσα ἡ ὀσμὴ αἴσθησιν ποιεῖ (908 a 26 f.). Die Annahme, der Verfasser dieser Worte sei der Meinung, daß die Geruchswahrnehmung selbst im Gehirn erfolgt, dürfte dadurch gestützt werden, daß er weiter vorn (873 a 2 f.) behauptet, ὀσμὴ δὲ πᾶσα βαρύνει κεφαλήν. Denn diese Tatsache ist doch wohl nur möglich, wenn der Geruch in das Gehirn eindringt und sich dort festsetzt (vgl. die Ausführungen bei Galen, oben S. 46,24 f.).

[2] Siehe oben S. 50,13–18.

[3] Vgl. auch Zeller, II 2, S. 541f.: „Wie aber die Empfindung der übrigen Sinne (sc. Sehen, Hören, Riechen) ihren Ort im Kopfe haben kann, während doch der der empfindenden Seele das Herz ist, und alle Sinnesempfindungen Einem und demselben Theil der Seele angehören, weiß Aristoteles nicht befriedigend zu erklären, und sollte auch seine Vorstellung die gewesen sein, daß das sinnliche Bild als solches sich in den Sinnesorganen erzeuge, seine Beziehung auf das Objekt dagegen erst im Herzen, so bliebe doch immer noch die Frage, wie die Empfindung in Organen entstehen kann, welche nicht der Sitz der empfindenden Seele sind.“

Rein anatomisch scheint Galen den Kenntnissen der modernen Medizin[1] nahe zu sein.[2] Er sieht die Nase und ihre nähere Umgebung folgendermaßen: In beiden Nasenflügeln, die durch die Nasenscheidewand voneinander getrennt sind, befindet sich je ein Gang (gemeint sind die beiden Haupthöhlen). Diese Gänge sind mit einer (Schleim)-haut ausgekleidet, in die hinein sich vom Gehirn kommende Nerven verzweigen. Die Nasengänge spalten sich oben in der Nase in zwei Äste[3], deren eines Ende sich in die Mundhöhle hinunterzieht. Das andere aber, das für den Riechvorgang von Bedeutung ist, führt in gerader Richtung zum Gehirn hinauf und trifft an der Siebbeinplatte, die, ebenso wie die darüber gelagerte Dura mater, von feinen Löchern durchbohrt ist, auf länglich-hohle Gehirnfortsätze, die sich von den vorderen Gehirnventrikeln bis zu den Nasenhöhlen hinabziehen. Ihren unteren Abschluß bildet die Pia mater, die – wie Galen auf hypothetischem Wege erschlossen hat – dort ebenfalls feine Durchbohrungen aufweist.[4] Es nimmt nicht wunder, daß Simon daraufhin ohne Bedenken folgert: „Die ‚feinen Öffnungen der Meninx, da, wo sie den Siebbeinen anliegt', . . . sind die Durchlässe für die Fila olfactoria" und weiter „Meistens bezeichnet G. . . . mit ἀποφύσεις kurzhin die Olfactorii bzw. Riechlappen."[5] Wenn wir jedoch Galens Anschauungen über die Physiologie der Geruchswahrnehmung mit hinzunehmen, erscheint es mir sehr gewagt, die Galenischen Begriffe mit Bezeichnungen aus der modernen Anatomie ohne weiteres gleichzusetzen. Denn der physiologische Vorgang ist nach Galen folgender: Mit der eingeatmeten Luft gelangen, durch die Nasengänge und die Öffnungen der Siebbeinplatte der Dura mater und der Pia mater hindurch, die Geruchsstoffe in die Ausläufer der vorderen Gehirnventrikel. In ihnen werden dann die dampfförmigen Riechstoffe wahrgenommen, weil gerade dort

[1] Vgl. Rauber–Kopsch, Lehrbuch und Atlas der Anatomie des Menschen, Bd. II, 18. Aufl. Leipzig 1951, S. 150–152.

[2] Eine oberflächliche und ungenaue Darstellung der Galenischen Lehre vom Riechorgan gibt O. Ullmann, Die Rhinologie des Galen. I. Teil: Anatomie und Physiologie, Diss. Berlin 1900.

[3] Galen unterscheidet im Innern der Nasenhöhle also nicht zwischen den Muscheln und Gängen, er weiß auch nicht, daß dort drei Gänge vorhanden sind und daß alle drei Gänge am Choanenbogen enden. Man wird daher annehmen dürfen, daß Galen mit dem unteren „Gang", der in die Mundhöhle führt, nicht einen dieser drei Gänge gemeint hat, sondern den röhrenförmigen, respiratorischen Teil des Nasenraumes, während er unter dem oberen „Gang" den sensorischen Teil verstand, der sich als Ausbuchtung nach oben an den respiratorischen Teil anschließt und so bei Galen vielleicht die Vorstellung hervorrufen konnte, er führe in gerader Richtung aufwärts zum Gehirn.

[4] Simon, Gal. Anat. II, S. 5.

[5] Simon, Gal. Anat. II, S. 245 Anm. 19 u. 244 Anm. 18.

die Gehirnsubstanz ἀτμοειδεστάτη ist[1], denn auch für Galen gilt – wie wir gesehen haben – der Grundsatz, daß Gleiches nur durch Gleiches erkannt wird. Wie aber lassen sich diese doch etwas primitiv anmutenden Vorstellungen, die noch dazu einem vorgefaßten theoretischen Grundsatz entspringen, mit dem eben dargestellten anatomischen Befund in Einklang bringen? Da Galen die Geruchsstoffe mit Hilfe der Luft in die Gehirnkammern gelangen läßt, muß er sich die Zufahrtswege dorthin notwendig als Hohlräume vorgestellt haben, besonders da sie in umgekehrter Richtung auch als Abflußwege für die aus dem Gehirn ausgesonderten schleimigen Exkremente dienen. Das bestätigt die oben (S. 79f. zu 38,7f.) geäußerte Annahme, Galen seien die Existenz der Fila olfact. und ihr Durchtritt durch die Siebbeinplatte unbekannt gewesen, er habe vielmehr in der Nasenschleimhaut die dort endenden Zweige des Trigeminus gesehen. Die Bulbi olfact. dagegen scheint er gekannt zu haben, allerdings nicht als Verflechtungen der Fila olfact., sondern als Fortsätze der Seitenventrikel – obwohl keine Kommunikation zwischen den Bulbi olfact. und den Seitenventrikeln besteht.[2] Damit ist also von vornherein der normale Weg einer Sinnesempfindung – Reizung der Nervenenden und Weiterleitung des Reizes durch die Nerven zum Gehirn, dem eigentlichen Wahrnehmungszentrum[3] – ausgeschlossen, und Galen muß daher seine Zuflucht zu der Theorie nehmen, daß durch die Öffnungen des Os ethmoidale und der Dura mater[4] ein Teil der eingeatmeten Luft

[1] So De placit. (V 628,12f. K. = 626,12 Müller). De usu part. VIII 6 (I 469,16f. Helmr.) dagegen führt Galen für die Lokalisierung des Geruchsvermögens in den vorderen Gehirnventrikeln als Grund an, daß sich dort ἀτμοειδές τι πνεῦμα befände, dem dann, gemäß seinen Vorstellungen, die Aufgabe der Wahrnehmung zufallen müßte. In unserer Schrift fehlt die Begründung ganz. Es ist jedoch warscheinlich, daß Galen in dem verlorenen Schlußteil noch etwas darüber gesagt hat (vgl. oben S. 99).

[2] Hier scheint Galens Anatomie versagt zu haben. Denn ich glaube nicht, daß es sich um eine Verwechslung von Gehirnsubstanz und Gehirnhöhlen handelt, wenn sie auch, wie J. Leyacker, Zur Entstehung der Lehre von den Hirnventrikeln als Sitz psychischer Vermögen (Arch. Gesch. Med. 19, 1927, S. 260) meint, bereits im Altertum vorgekommen ist.

[3] Siehe VII 139f. K.

[4] Sie dienen also nicht, wie Simon, Gal. Anat. II, S. 245 Anm. 19, schreibt, als Durchlässe für die Fila olfact., sondern lediglich als Luftwege. Ebensowenig kann man behaupten, Celsus habe in den Verzweigungen der zum Gehirn führenden Nasengänge „olfactory nerves" angenommen, die die Geruchsempfindung an das Gehirn weiterleiten (so W. G. Spencer, Celsus De medicina, with an English Translation, vol. III, London 1953, S. 594), wenn bei ihm nur gesagt wird: „alia (sc. foramina narium) ad cerebrum tendentia ultima parte in multa et tenuia foramina dissipantur, per quae sensus odoris nobis datur" (De medicina VIII 1,6 = CML I 364,15–17).

und mit ihr die Geruchsstoffe in das Gehirn gelangen. Diese Annahme führt ihn nun zu der zweiten falschen Behauptung, daß nämlich die Gehirnfortsätze (die Bulbi olfact.) über der Siebbeinplatte keine Nerven sind, sondern hohle Gänge, von der Art der Gehirnkammern, weshalb er sie auch meistens als Fortsätze der vorderen Gehirnventrikel und nicht als Gehirnfortsätze bezeichnet. Dieser strukturellen Ähnlichkeit beider Organe ist es wohl auch zuzuschreiben, daß Galen bald die Ausbuchtungen, bald die Ventrikel selbst als das eigentliche Geruchsorgan betrachtet.

Abschließend können wir also sagen, daß Galen in der vorliegenden Schrift im Vergleich zu Aristoteles wohl ein anschauliches Bild von der Anatomie des Riechorgans entworfen hat und daß es ihm gelungen ist – entgegen Aristoteles – zu zeigen, daß der eigentliche Riechvorgang im Gehirn stattfinden muß. Daß sich seine Erklärung der Geruchsphysiologie von der des Aristoteles jedoch nicht allzu weit entfernt hat, liegt daran, daß auch er nicht fähig war, sich von seinen theoretischen Spekulationen freizumachen und allein die Tatbestände, wie sie sich ihm bei seinen anatomischen Studien immer wieder zeigten, zu schildern.[1] Nur so ist es zu verstehen, daß Galen, obwohl ihm Wesen und Funktionen der Nerven bekannt waren, das Vorhandensein und die Aufgaben der Riechnerven verkennen konnte und das Gehirn lediglich auf Grund seiner angeblich dampfförmigen Beschaffenheit, nicht aber als Nervenzentrum, zum Träger der Geruchswahrnehmung machte.

[1] Zu einem ähnlichen Ergebnis gelangt auch H. Werner bei der Untersuchung der Galenischen Otologie, wenn er schreibt, daß Galen „sich überhaupt kein klares anatomisches Bild von seiner Theorie (sc. der Gehörsphysiologie) gemacht (hat), sondern sich an der Spekulation genügen (ließ)“ (Antike Ohranatomie und Gehörsphysiologie, in: Archiv f. Gesch. d. Med. 18, 1926, 170).

1. INDEX NOMINVM

* = exempla; → = vide

2. INDEX VERBORVM

Bei Fragen zur Produktsicherheit wenden Sie sich bitte an:
If you have any questions regarding product safety,
please contact:

Walter de Gruyter GmbH
Genthiner Straße 13
10785 Berlin
productsafety@degruyterbrill.com